黄斑囊样水肿的药物和手术处理

Cystoid Macular Edema: Medical and Surgical Management

原　著　Shlomit Schaal　Henry J. Kaplan

主　译　戴　虹

副主译　赵　晶　黄剑锋　卢颖毅

译者名单（以姓氏笔画为序）

王越倩　王湘燕　李　康　李谷阳　谷潇雅
宋　爽　赵　朔　黄辰晔　黄剑锋

审　校（以姓氏笔画为序）

王笑雄　卢颖毅　师自安　李　永　陈　彤
赵　晶　喻晓兵

科学出版社

北京

图字：01-2018-7640

内 容 简 介

本书由获得美国眼科学院成就奖、专门从事复杂玻璃体视网膜疾病治疗的眼科专家，邀请其他国际著名眼科学者共同撰写。全书分三大部分，详尽论述了多种眼科疾病的重要临床表现——黄斑囊样水肿。根据原发疾病分类，结合发病机制，对黄斑囊样水肿的治疗选择及效果进行详尽介绍。第一部分为黄斑囊样水肿的发生机制与影像学诊断；第二部分为黄斑囊样水肿的药物治疗，包括不同药物和新药、不同给药途径，以及全身系统治疗；第三部分为黄斑囊样水肿的手术治疗，对各种有重要临床意义的代表性手术，包括微创手术的处理方式做了深入浅出的说明。

本书是一本具有临床指导意义的眼科专业读物，可供眼科临床医师、相关专业的辅助医疗人员及眼科基础研究者参考使用。

图书在版编目 (CIP) 数据

黄斑囊样水肿的药物和手术处理 /（美）肖洛米特·斯查赫（Shlomit Schaal），（美）亨利 J. 卡普兰（Henry J. Kaplan）著；戴虹主译 .—北京：科学出版社，2019.1
书名原文：Cystoid Macular Edema: Medical and Surgical Management
ISBN 978-7-03-059975-9

Ⅰ.①黄… Ⅱ.①肖… ②亨… ③戴… Ⅲ.①眼底疾病 – 药物疗法 ②眼底疾病 – 眼外科手术 Ⅳ.① R773.405 ② R779.6

中国版本图书馆 CIP 数据核字（2018）第 276003 号

责任编辑：徐卓立 / 责任校对：张林红
责任印制：赵 博 / 封面设计：吴朝洪

科 学 出 版 社 出版
北京东黄城根北街 16 号
邮政编码：100717
http://www.sciencep.com

三河市春园印刷有限公司 印刷
科学出版社发行 各地新华书店经销

*

2019 年 1 月第 一 版 开本：787×1092 1/16
2019 年 5 月第二次印刷 印张：9 1/4
字数：222 000
定价：89.00 元
（如有印装质量问题，我社负责调换）

原著作者名单

Motasem Al-latayfeh, MD Department of Opthalmology, Hashemite University, Zarqa, Jordan

Jorge L. Alió y Sanz, MD, PhD, FEBO Cataract and Refractive Surgery Unit, Vissum, Instituto Oftalmológico de Alicante, Alicante, Spain Miguel Hernández University, Alicante, Spain

Pedro Amat-Peral, MD, PhD, FEBO Vitreous-Retina Unit, Vissum, Instituto Oftalmológico de Alicante, Alicante, Spain

J. Fernando Arevalo, MD, FACS Retina Division, Department of Ophthalmology, Wilmer Eye Institute, The Johns Hopkins University School of Medicine, Baltimore, MD, USA

Emerson Badaro, MD Vitreoretinal Sector, Department of Ophthalmology, Federal University of São Paulo, UNIFESP, Brazil, São Paulo, SP, Brazil

Francine Behar-Cohen, MD, PhD Department of Ophthalmology, University of Lausanne Jules Gonin Eye Hospital, Lausanne, Switzerland Inserm U1138, Centre de Recherche des Cordeliers, Paris, France

Juliana Bottós, MD Vitreoretinal Sector, Department of Ophthalmology, Federal University of São Paulo, UNIFESP, Brazil, São Paulo, SP, Brazil

Wolf Buehl, MD Department of Ophthalmology, Medical University of Vienna, Vienna, Austria

Alejandra Daruich-Matet, MD, MS Department of Ophthalmology, University of Lausanne Jules Gonin Eye Hospital , Lausanne , Switzerland

Lucian V. Del Priore, MD, PhD Department of Ophthalmology, Yale University School of Medicine, New Haven, CT, USA

Dean Eliott, MD Retina Service, Department of Ophthalmology, Massachusetts Eye & Ear Infirmary, Harvard Medical School, Boston, MA, USA

Javier Elizalde, MD Vitreoretinal Surgery Unit, Institut Barraquer, Barcelona, Spain

Sarah M. Escott, MD Department of Ophthalmology, Feinberg School of Medicine, Northwestern University, Chicago, IL, USA

Debra A. Goldstein, MD Department of Ophthalmology, Feinberg School of Medicine, Northwestern University, Chicago, IL, USA

Dilraj S. Grewal, MD Duke Eye Center, Durham, NC, USA

Alexander L. Grigalunas, MD Department of Ophthalmology, Rush University Medical

Center, Chicago, IL, USA

Ahmet M. Hondur, MD Department of Ophthalmology, School of Medicine, Gazi University, Ankara, Turkey

Glenn J. Jaffe, MD Duke Eye Center, Durham, NC, USA

Henry J. Kaplan, MD Ophthalmology and Visual Sciences, University of Louisville, Louisville, KY, USA

Matin Khoshnevis, MD VMR Institute for Vitreous Macula Retina, Huntington Beach, CA, USA Temple University, Department of Ophthalmology, Philadelphia, PA, USA

Francisco L. Lugo-Quintás, MD, PhD Vitreous-Retina Unit, Vissum, Instituto Oftalmológico de Alicante, Alicante, Spain

Mauricio Maia, MD, PhD Vitreoretinal Surgery Unit, Universidade Federal de Sao Paulo, Brazilian Institute of Fight Against Blindness, Assis/Presidente Prudente, SP, Brazil

Alexandre Matet, MD, MSc Department of Ophthalmology, University of Lausanne Jules Gonin Eye Hospital, Lausanne, Switzerland

Pauline T.Merrill,MD DepartmentofOphthalmology,RushUniversityMedical Center, Chicago, IL, USA

Shlomit Schaal, MD, PhD Department of Ophthalmology and Visual Sciences, University of Massachusetts School of Medicine, Amherst, MA, USA

Ursula M. Schmidt-Erfurth, MD Department of Ophthalmology, Medical University of Vienna, Vienna, Austria

J. Sebag, MD, FACS, FRCOphth, FARVO VMR Institute for Vitreous Macula Retina, Huntington Beach, CA, USA

Katherine E. Talcott, MD Department of Ophthalmology, Massachusetts Eye & Ear Infirmary, Harvard Medical School, Boston, MA, USA

Tongalp H. Tezel, MD Department of Ophthalmology, Columbia University College of Physicians and Surgeons, Edward S. Harkness Eye Institute, Columbia University Medical Center, New York, NY, USA

Reid Turner, MD Department of Ophthalmology, Medical University of South Carolina, Storm Eye Institute , Charleston , SC , USA

本书谨献给我挚爱的导师——Henry J. Kaplan，他是全世界视网膜及葡萄膜炎学术界最著名和最闪光的专家之一。正是由于他富有智慧的引领，令人尊敬的领导力，才思泉涌的启示和对学生持续的支持，培养了一代又一代出色的临床医师和医学科学家。

　　我代表所有他的学生向他致谢！

医学博士Shlomit Schaal

致　谢

　　本书各章节的作者为来自世界各地的权威学者，他们付出了大量的时间和努力，换来了高质量且充满艺术性的内容。

　　尤其要感谢Dr. Shivani Reddy，他对本书内容做了审核校正。

　　本书从相关研究开始到预防失明一直受到防盲研究基金会的资金支持。

译者前言

黄斑水肿作为多种眼底疾病的共同表现，长久以来严重影响着此类疾病的治疗效果，尤其体现在视功能预后往往十分不如人意。它不仅是眼底病医生的研究重点，也被白内障、色素膜炎的专业医生密切关注。近年来，眼科领域内抗VEGF药物的推广使用、激光设备的更新、对疾病认识的深入及其所带来的对手术治疗更精准的把握都是非常值得一提的学术进展，并且强烈地影响着黄斑水肿及相关疾病的研究走向。我国广大眼科医生正时刻密切关注着国际上黄斑水肿相关疾病的前沿研究结果及出台的相关指南。

国际上著名教授Shlomit Schaal和Henry J.Kaplan合著的 *Cystoid Macular Edema: Medical and Surgical Management* 一书一经出版即深受临床眼科医生的欢迎和推崇，认为它是一部极具学术价值及应用价值的著作。本书集中邀请了一批该领域有造诣的专家，紧密围绕着黄斑水肿的课题，从基础理论到治疗实践，在密切联系疾病发生机制的基础上，重点分药物和手术两大部分论述了该病治疗方法的选择，并在每一部分中根据具体疾病种类进行了具体阐述，使全书架构完整、脉络清晰、内容全面、便于查阅。本书的另一亮点是所论述的观点均基于详实的资料综述，同时配有简洁明晰的图片及图表展示，可见各著者都潜心研读了极大量的文献，并结合自身实践加以精心总结提炼，给读者呈现出了该领域最新的学术理论精华。

为了尽量保证知识的时新性，北京医院眼科团队在极其有限的时间内完成了本书的翻译及反复校译；为了便于中国读者，尤其是低年资医师阅读，我们在本书末对书中的部分专业名词做了中英文对照列表，希望对大家有所裨益。由于工作繁忙，书中难免存在不妥之处，恳请读者批评指正。感谢参加本书工作的全体同仁们执着的努力，期望本书的引进可以为国内眼科医师们提供有益的参考和帮助。

戴　虹
北京医院，国家老年医学中心
眼科主任、教授
2018年5月

目　　录

本书参考文献请扫描下面二维码：

第一部分

黄斑囊样水肿的发生机制与影像学诊断

第1章
引　言

Shlomit Schaal，Henry J. Kaplan

　　黄斑水肿的定义为黄斑区视网膜感觉神经上皮层的肿胀。它的典型表现为"黄斑囊样水肿"（cystoid macula edema，CME），即视网膜感觉神经上皮层囊腔内有过多的液体积聚，其广义的定义是指视网膜外丛状层有细胞外液体的积聚。因此，在影像学研究中CME可被看作是黄斑水肿的一种亚型，例如荧光素眼底血管造影（FFA）和光学相干断层扫描（OCT）的研究。黄斑水肿最常见的临床表现为中心视力的下降，不过有些黄斑水肿虽然能够在精密的视网膜图像上显现，却并不伴有视觉敏感度的受损。因此，不能单纯依据视觉敏感度是否降低来判断黄斑水肿是否存在，也不能依据视力变化来判断黄斑水肿对治疗的反应。黄斑水肿还有其他的临床表现，包括视物变小（即物体看起来比实际体积要小）和视物变形。黄斑水肿虽然经过药物和手术治疗能够得到逆转，但是慢性黄斑水肿的进展最终会导致不可逆的光感受器受损，从而出现固定的视野中心暗点；其他功能性临床表现还有读取速度降低和对比敏感度降低。

　　黄斑水肿的发病机制和病因比较复杂。虽然许多不同疾病的并发症均表现为视网膜内液的积聚，但黄斑水肿的发病机制却复杂多样，其中包括：血-视网膜屏障（内皮细胞间紧密连接）的破坏、视网膜外屏障（视网膜色素上皮层间紧密连接）的破坏和（或）视网膜神经上皮层正常的液体流出通道受阻［Müller细胞功能失调或视网膜色素上皮细胞（RPE）功能障碍］。许多全身性疾病（如糖尿病和全身炎症导致的葡萄膜炎）伴发的黄斑水肿是中心视力丧失的主要原因。同时，黄斑水肿也是视网膜血管性疾病（如年龄相关性黄斑变性出现脉络膜新生血管、高血压性视网膜病、视网膜中央静脉阻塞、视网膜分支静脉阻塞）、葡萄膜炎（如HLA-B27急性前葡萄膜炎、扁平部睫状体炎、鸟枪弹样脉络膜视网膜病变）、玻璃体视网膜界面异常（视网膜前膜、玻璃体黄斑牵拉综合征）、视网膜营养不良（色素性视网膜炎、Goldman-Favre综合征、青少年X连锁视网膜劈裂症）、眼内肿瘤（如脉络膜血管瘤、脉络膜黑色素瘤、视网膜血管瘤）、药物（烟酸、他莫昔芬）的不良反应，以及特发性疾病等许多视网膜疾病的并发症。

　　在现代影像学技术出现之前，眼底检查是诊断黄斑水肿、特别是CME的唯一方法。然而荧光素血管造影技术的产生作为影像学检查的一项重大进展，不仅促使我们对CME的鉴别和量化出现了革命性的改变，也推动了黄斑水肿进展机制的研究。特别是自发荧光成像技术的更新和OCT的广泛应用，让我们对黄斑水肿引起的视网膜解剖学变化有了更加深入的认识。这些成像技术的应用对我们鉴别3种不同的黄斑水肿起到了关键性的推动作用：

1. CME　主要表现为视网膜感觉神经上皮层的囊样改变。

2. 弥漫性黄斑水肿　特点为视网膜厚度的增加和视网膜解剖结构的紊乱。

3. 浆液性视网膜脱离　特点是视网膜色素上皮层与神经上皮层的脱离。

目前证实，经荧光素血管造影检查未发现的黄斑水肿，也可能在其他影像学技术检查得以证实。因此，多种模式的成像技术为我们提供了最先进的工具来确诊并记录黄斑水肿的进程。

因为黄斑水肿致病因素是多种多样的，故不同黄斑水肿患者对于治疗的反应也不尽相同。根据文献报道，部分药物治疗及外科手术用于治疗多种疾病导致的CME已经取得了较好的疗效。很明显，如果想要在临床获得最佳治疗反应，必须清楚地识别疾病潜在的发病机制。同时也必须认识到，治疗效果可能会因患者的个体差异和环境因素而有所不同。

黄斑水肿是致盲的主要因素。作为本书的组织编撰者，我们有幸请到了一些国际知名的临床医生和科学家，为我们下面3部分的内容做了着重地阐释：

第一部分，CME的发生机制与影像学诊断。

第二部分，CME的药物治疗。

第三部分，CME的手术治疗。

我们的目的是通过更新自己对黄斑水肿病因的认识，达到对该眼部疾病更为准确的诊断，从而能够采取相适应的临床干预措施治疗该病及其并发症。对黄斑水肿诊断和病理生理方面的研究推进，也促进了防治中心视力受损的新型药物的研发。在此，我们对参与本书编撰的学者所付出的卓越努力和贡献，致以深深的谢意。

（李　康译　卢颖毅审校）

参考文献（请扫描本书目录页二维码）

第2章
黄斑水肿的发生机制

Alejandra Daruich-Matet，Alexandre Matet，Francine Behar-Cohen

一、概述

黄斑水肿（macular edema，ME）被定义为黄斑区视网膜内和（或）视网膜下的液体积聚。通过弥漫性视网膜厚度的增加、视网膜内囊肿的形成和视网膜下积液就可以诊断ME（图2-1），但不同的致病机制是否会导致不同类型的液体积聚目前尚未明确。

几乎所有视网膜疾病在不同的进展阶段均可表现为ME。最常见的ME与视网膜缺血、缺氧和（或）炎症有关，血压升高（高血压）或血浆渗透压降低（低白蛋白血症）等全身性因素则可使ME加重。

在生理条件下，人体自身机制使视网膜永久处于透明和相对脱水的状态。液体可通过玻璃体、视网膜血管和视网膜下腔透过视网膜色素上皮层（retinal pigment epithelium，RPE）进入视网膜。从循环系统进入到视网膜的液体是由血-视网膜内屏障和视网膜外屏

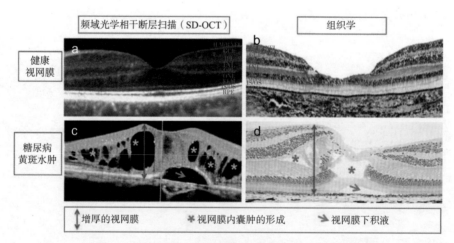

图 2-1　黄斑水肿：视网膜内和（或）视网膜下积液

正常人的视网膜频域光学相干断层扫描（SD-OCT）切面a和组织切片b。图中字母为从脉络膜到玻璃体腔的各层视网膜。糖尿病视网膜病变黄斑水肿的SD-OCT成像c和人黄斑水肿的组织切片d，红色双箭头表示视网膜增加的厚度，绿色星形表示视网膜内囊肿形成，短红箭头表示视网膜下液体积聚

RPE: 视网膜色素上皮，ELM: 外界膜，IS/OS: 光感受器内/外节，ONL: 外核层，OPL: 外丛状层，INL: 内核层，IPL: 内丛状层，GCL: 神经节细胞层，ILM: 内界膜，RNFL: 视网膜神经纤维层

障控制的。其中，血 - 视网膜屏障由内皮细胞的紧密连接、周细胞、星形胶质细胞和视网膜 Müller 神经胶质细胞（retinal Müller glia，RMG）构成，视网膜外屏障由视网膜色素上皮细胞（RPE）紧密连接而形成。而液体的流动是通过活化的离子通道和水通道实施介导，以及胶体渗透压的驱动流量促使液体穿过 RPE。在 RPE 细胞中，众多离子的运输受到严格的调控，使液体适当地从视网膜下腔向外流入脉络膜。因此，在离子和水从视网膜内层向视网膜血管排出的过程中，RMG 细胞起着重要作用（图 2-2）。正常生理状态下，钾离子的运输与水的排出相关，而水的排出又受 RMG 细胞表达的内向整流钾离子通道（inwardly rectifying potassium channels，Kir）和水通道蛋白（aquaporin，AQP）的调控。在视网膜中，虽然离子和水耦合的分子伴侣仅有部分已知，但可以肯定的是，位于视网膜血管周围 RMG 细胞及其末端的 Kir4.1 和 AQP4 是维持视网膜稳态的关键因素（图 2-2）。此外，位于 RMG 细胞和光感受器之间的外界膜（ELM），其结构上的紧密连接控制着外层视网膜中液体的被动转运（图 2-3）。总之，这些不同的机制以协同的方式共同维持着视网膜的正常厚度。

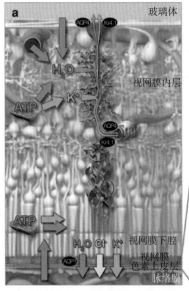
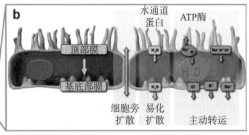

图 2-2　a. 视网膜 Müller 神经胶质细胞在离子和水由视网膜内部排出到视网膜血管过程中所起的作用。钾离子的运输与 Kir4.1（内向整流钾离子通道）和 AQP4（水通道蛋白）的通道排水相关，二者位于含有视网膜血管的 Müller 神经胶质细胞和内界膜的 Müller 神经胶质细胞的交界面；b. RPE 的示意图，显示水和电解质从视网膜下腔通过细胞旁扩散、易化扩散和主动转运等方式进入脉络膜

　　黄斑中 RMG 细胞的密度高于视网膜的其他区域，而且细胞的形态也有所不同，这些细胞自后极部向锯齿缘呈放射状分布，几乎与冠状面平行，这表明视网膜黄斑区的 RMG 在功能上也与周边区域 RMG 有差别。因此，对于黄斑区离子和水运输机制有何特征的探索，可能有助于解释水肿在黄斑区所出现的特定位置。

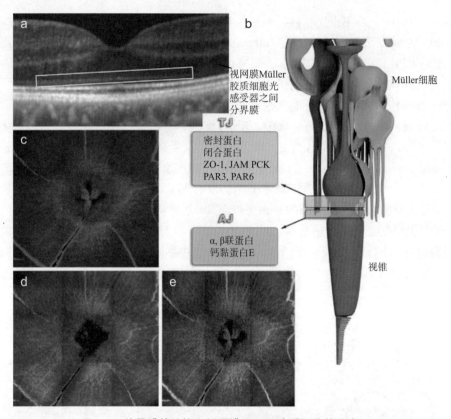

视网膜Müller胶质细胞光感受器之间分界膜

Müller细胞

TJ

密封蛋白
闭合蛋白
ZO-1, JAM PCK
PAR3, PAR6

AJ

α, β联蛋白
钙黏蛋白E

视锥

图2-3　外界膜的结构和视网膜Müller胶质细胞的分布

a.正常黄斑用SD-OCT检查中的高信号区域即为外界膜。b.包含粘连带-1分子家族构成的特殊紧密连接和黏附连接，证实其位于外界膜水平视网膜Müller神经胶质细胞和光感受器之间。标本来自健康猴子（食蟹猴）的视网膜黄斑区平坦部，经Müller细胞的标记物谷氨酰胺合成酶（c，红色），闭锁小带（zonula occludens-1）（d，绿色）和两种荧光图像（e）融合的免疫染色之后，显示该紧密连接和视网膜Müller神经胶质细胞之间存在密切联系

二、黄斑水肿的病机

如果视网膜内液体的流入和流出失衡，出现视网膜内和（或）视网膜下，以及细胞外和（或）细胞内介质中液体的积聚，就会导致黄斑水肿的发生（图2-4）。

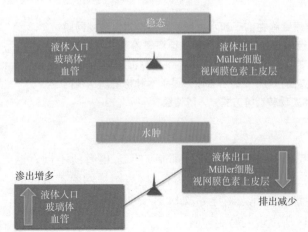

图2-4　黄斑水肿的机制

液体流入和流出之间的不平衡会造成黄斑水肿，导致视网膜内和（或）视网膜下的液体的异常积聚（*玻璃体对视网膜液体的流入作用有限）

ME的致病机制可以分为两种。一种是因血管渗漏导致细胞外液容量积聚的"血管源性"，另一种是因细胞内液增加而出现细胞水肿的"细胞毒性"。

（一）导致视网膜液体流入增加的机制或称"血管源性"致病机制

1. Starling方程　　Starling方程常用来表示液体在毛细血管中的流入与流出。该方程值取决于毛细血管的滤过系数、流体静水压和胶体渗透压（Starling力）。

Starling方程如下：

$$J_v = K_f \left[(P_c - P_i) - \sigma (\pi_c - \pi_i) \right]$$

其中：J_v为隔室之间的净流体运动；K_f为滤过系数，是个比例常数；P_c为毛细血管的流体静水压；P_i为间质的流体静水压；π_c为毛细血管的胶体渗透压；π_i为间质的胶体渗透压；σ为反射系数。

在炎症和毛细血管内压力升高的情况下，控制跨内皮流量的参数和压力使滤过增强和间质内白蛋白的积累增加。神经纤维层中胶体渗透压的增加使得液体吸收减少，最终导致了视网膜水肿。

2. 视网膜屏障的破坏　　视网膜血管和RPE的屏障是否稳定主要取决于细胞间存在的复杂紧密连接网络。尤其是紧密连接和黏附连接所组成的一个整体的胞膜结构，该结构通过不同的连接分子连接到肌动蛋白的细胞骨架上。紧密连接是由闭合蛋白、紧密连接蛋白（claudins，特别是claudin-5），以及与含有PDZ结构域的蛋白质（其中为zonula occludens-1）相关的连接分子（junction-associated molecules，JAM）构成的，它们负责非典型蛋白激酶连接蛋白（例如蛋白激酶Cζ，PKC ζ）磷酸化的及时调节。连接蛋白是与细胞骨架紧密连接的跨膜黏附分子，同时也是RPE中的极化蛋白。紧密连接如果出现不稳定可能与下列一些原因相关，如磷酸化酶活性（糖尿病中的PKC ζ）的改变、紧密连接蛋白表达减少（糖尿病中的occludin）、细胞骨架的改变（继发于氧化损伤或RhoA/ROCK1通路的激活）、钙动力学、细胞丢失或严重的细胞损伤（重度炎症），以及通过激活蛋白酶而使紧密连接分子发生降解等。在炎症过程中引起紧密连接中断的确切分子机制目前尚不明确。小胶质细胞和内皮细胞之间的信息传递可能有助于调控紧密连接的表达，而肌动蛋白结合分子也可以通过各种信号机制如激活小GTP酶来控制血管的通透性。一些细胞外信号则可以通过磷酸化肌动蛋白和（或）连接蛋白的信号传导途径来进行干预，从而使它们从胞膜向其他亚细胞区进行转移。

机械应力可使紧密连接处发生破裂，如RPE受脉络膜血管或黑色素瘤继发的慢性压力改变或中心性浆液性脉络膜视网膜病变时所观察到的脉络膜血管扩张就属于这种情况。

诱导血管和（或）RPE通透性改变的可溶性介质包含各种细胞因子，如单核细胞趋化蛋白-1（monocyte chemoattractant protein-1，MCP-1），肿瘤坏死因子α（tumor necrosis factor，TNF-α），白细胞介素（interleukins，IL-1b，IL-8，IL-6），血管内皮生长因子（vascular endothelial growth factor，VEGF）家族成员，急性期蛋白、酶、血浆激活系统（接触系统、补体因子系统、凝血因子、纤维蛋白溶解因子），花生四烯酸代谢物，生物源或血管活性胺（组胺，血清素），嗜酸性粒细胞颗粒蛋白质，神经肽，氧自由基和一氧化氮等。

3.血管异常引起的渗透性增强　除了紧密连接和黏附连接复合物的改变之外，血管的异常变化也可以导致液体渗透性的增加，使得我们可以在血管造影检查期间观察到荧光素的渗漏。该现象常见于视网膜新生血管的形成、未成熟血管壁稳定性的降低、视网膜毛细血管动脉瘤扩张（糖尿病视网膜病变中的微动脉瘤），以及与严重蛋白渗漏相关的毛细血管扩张症（如1型特发性黄斑毛细血管扩张症和Coats' 病）等病变。使血管通透性增加的潜在因素还包括：周细胞覆盖率的降低、伴有局灶性闭塞和继发性内皮变化的血流动力学改变，以及血管内压力的升高等。

导致血管异常的因素还包括：因缺氧诱导因子1-α（hypoxia inducible factor，HIF-1a）、VEGF-A和胎盘生长因子（placental growth factor，PGF）所造成的缺血，以及因晚期糖基化终产物（advanced glycation end products，AGE）而出现的氧化应激。但在某些疾病中如2型特发性黄斑毛细血管扩张症，血管异常的病因依然是未知的。但目前公认，神经小胶质细胞和RMG细胞的作用是视网膜血管性疾病的重要参与者。

4.RPE功能障碍　RPE一旦出现功能障碍可促使液体从脉络膜进入视网膜下腔。严格说来这种液体流入的增加并不属于经典的血管发生机制。事实上，在RPE将视网膜下腔内的水分输送到脉络膜的过程中，并不伴有RPE紧密连接的破坏。视网膜脱离的情况下，RPE重吸收的能力会表现得非常明显。现认为Cl^-和K^+在RPE中的运输驱动了跨上皮的水转运。但在基础的生理条件下，Cl^-的电导率占到总基底外侧电导率的70%。通过RPE的水传输速率估计应在$1.4 \sim 11\mu l/（cm^2 \cdot h）$。在RPE细胞的顶端和基底的外侧膜中，液体的吸收受到Cl^-的转运、Na^+-K^+-ATP酶的活性、Ca^{2+}的活化、容积激活和（或）cAMP-活化的离子通道等复杂机制所调控。这种调控机制在光照或黑暗条件下调节的程度是不同的，且受昼夜节律的影响。RPE中离子的吸收一般均伴随着水通道蛋白的水运输。目前已证实RPE中的钙通道参与了VEGF的调节表达，提示RPE的离子转运与VEGF诱导的通透性之间可能存在某种联系。

在糖尿病性视网膜病等病理条件下，水通道蛋白表达的变化则显示在RPE水平上。

在中心性浆液性脉络膜视网膜病变中（图2-10a），也提示了液体和RPE离子转运的改变会导致视网膜下积液。但是如果没有RPE屏障被破坏的情况，这些改变是否能够诱导视网膜下出现积液尚没有结论。

（二）导致视网膜液流出减少的机制或称"细胞毒性"机制

视网膜Müller神经胶质细胞的功能障碍　RMG的引流功能在几乎所有与局部缺血、炎症和慢性高血糖相关的视网膜疾病中都会发生改变。RMG细胞通过与钾离子清除功能相耦合的水转运来吸收视网膜组织中的水，从而在视网膜水-离子平衡中发挥其核心调控作用。在生理条件下，Kir4.1通道位于RMG细胞膜周围的血管中。但在病理状态下，Kir4.1通道所在位置和（或）表达水平会发生变化，从而导致RMG细胞内的钾离子过量，继而出现细胞膨胀，且在渗透压升高的情况下增加细胞外环境中的钾离子水平，而视网膜囊肿的形成部分是因为RMG细胞的肿胀和坏死。RMG细胞还通过AQP4通道驱动液体在血管中的出入，这些通道在病理状态下同样会发生变化（图2-5）。

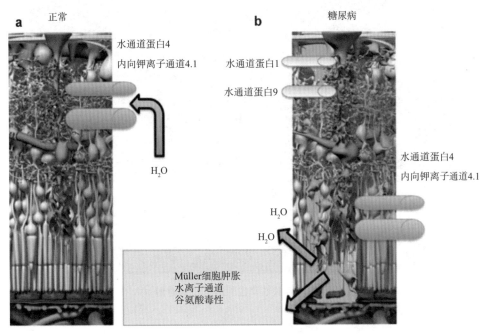

图2-5　正常人和糖尿病患者的视网膜Müller神经胶质细胞

a.正常视网膜；b.糖尿病视网膜病变。视网膜Müller神经胶质细胞通过AQP4和Kir4.1通道驱动水进出血管。在黄斑水肿的病理状态下，这些通道会发生改变。在糖尿病视网膜病变中，视网膜Müller神经胶质细胞的排水能力被消除，AQP4和Kir4.1通道也被移向视网膜Müller神经胶质细胞外。辅助的通道（AQP1和AQP9）则在细胞表面表达。黄斑区细胞水肿、谷氨酸积累和细胞毒性将会导致持续性的黄斑水肿

还有其他证据表明RMG细胞在ME形成过程中发挥着主要作用，例如当化疗药物诱导的药物毒性导致ME时，其在荧光素血管造影检查中典型的ME特征会缺如。在类似的情况下，虽然目前没有任何临床手段可以检测促血管生成的成分，但已证实破坏细胞骨架的药物是可能导致单纯的细胞毒性水肿的。

更有意思的是，有研究表明在年龄相关性黄斑水肿的老年人群中，会出现视网膜钾离子电导率降低的表现。

（三）机械性牵拉

任何在玻璃体视网膜界面和（或）视网膜下施加的牵引力都可能诱发或加重ME（图2-6）。有三种假说可以用来解释发生ME时机械性牵拉形成的原理：第一，牵拉Müller细胞引起的视网膜变形并伴发代谢障碍；第二，血管壁改变导致血管的变形和渗漏；第三，细胞间质内静水压力的降低导致神经视网膜组织中水、离子和蛋白质的积聚。

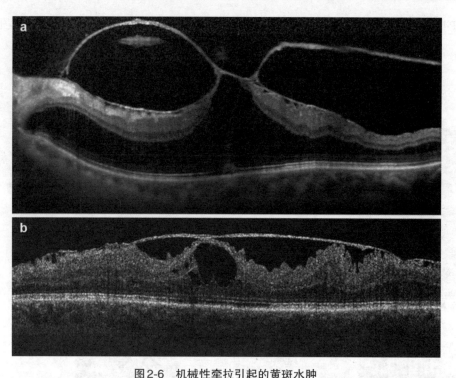

图2-6　机械性牵拉引起的黄斑水肿

a.与视网膜前膜相关的玻璃体黄斑牵拉导致的黄斑水肿；b.视网膜前膜和玻璃体黄斑粘连导致的
黄斑囊样水肿，以及不规则的视网膜表面

　　生理条件下，玻璃体胶原纤维将牵引力均匀分布到玻璃体视网膜界面，在内界膜（ILM）与RMG细胞的末端相互交织。当部分玻璃体脱离后，玻璃体的牵拉力仍以相同的力作用于黄斑区局部较少的RMG细胞上，这就可能对RMG细胞造成慢性刺激，加上局部炎症介质的释放，很可能会促成血管的渗漏。血管本身位于视网膜的内层，相同的机械性牵拉过程可导致血管的改变。最终，施加于玻璃体视网膜界面的持续牵拉力会引起神经视网膜组织细胞间质内的静水压力降低。我们通过Starling's定律中的间质压力项的减少，可以发现此时的牵引力会导致血管管腔内液体的流入量的增加。

　　上述过程可能同时发生在ME机械性牵拉的病理生理过程中，所以必须对视网膜前膜、黄斑前膜（规范用词称为黄斑皱褶）、异常的玻璃体粘连所导致的玻璃体黄斑牵拉综合征，以及在视网膜脱离和增殖性糖尿病视网膜病变中观察到的神经胶质细胞或神经胶质血管增生等病变进行一一的单独分析，以便了解它们各自在ME形成中所发挥的是什么作用。

三、黄斑水肿的病因

　　实际上，ME可发生在各种视网膜疾病进展的不同阶段。上述提及的ME机制是错综复杂的。但根据其因果关系，我们认为是某些机制占据着主导地位。

（一）血管性黄斑水肿

1.视网膜静脉阻塞　视网膜静脉阻塞会导致血管内压力升高、血-视网膜屏障受损和视网膜血管的渗漏（图2-7a）。在视网膜内缺氧和VEGF水平升高的情况下，HIF-1α、一氧化氮和促炎细胞因子可促进血-视网膜屏障的损害。在高血压诱发的视网膜静脉阻塞病例中，Starling方程中的毛细管内静水压力的进一步增加会加重ME。此外，RMG细胞的继发性缺氧改变也可能引起细胞的毒性水肿。在视网膜静脉阻塞伴有局部缺血的情况下，谷氨酸过量引起的兴奋性中毒会诱发因细胞能量衰竭而引起神经元的胞内水肿。有资料显示约50%的视网膜中央静脉阻塞的患者中存在视网膜下积液，这表明视网膜外屏障的破坏进一步促进了ME的形成。事实上，受HIF-1α调节的VEGF释放后，可通过VEGF受体1（Flt-1）影响RPE的屏障功能。

2.糖尿病性黄斑水肿（DME）　DME的发病机制复杂且呈多因素致病。在临床观察到任何微血管病变之前，视网膜内局部炎症（即神经炎症）就已经引发了神经元的损伤。具体点说，神经小胶质细胞的激活可以造成局部一氧化氮、TNF-α、白细胞介素和VEGF的释放。在生理条件下，神经小胶质细胞的转运有助于视网膜的动态平衡。在被侵蚀的视网膜中，RPE的胞吞作用可清除神经小胶质细胞，阻止了视网膜下活化细胞的积聚。

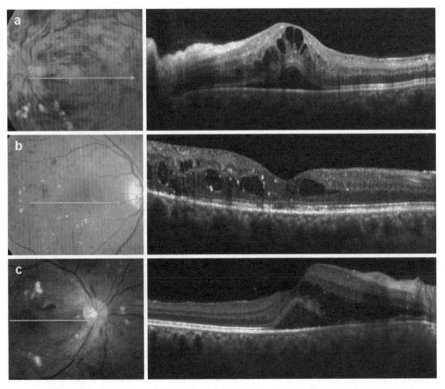

图2-7　各种原因导致血管性黄斑水肿的彩色眼底照相和OCT成像

a.视网膜中央静脉阻塞，呈火焰状出血、静脉纡曲、棉绒斑。视网膜内和视网膜下积液则表现为黄斑水肿。b.糖尿病性视网膜病变和糖尿病性黄斑水肿，可见出血斑和脂性渗出。OCT显示弥漫性的黄斑囊样水肿和局部高信号的渗出物。c.高血压性视网膜病变，OCT显示棉绒斑、出血、黄斑水肿和视网膜下积液

但随着年龄增长，这种活动清除率会增加，用以消除神经小胶质细胞因年龄增长而产生的残留物。但在糖尿病性视网膜病变发生的情况下，由于细胞骨架可塑性的改变会导致因此变化所致的活动清除率的下降。在人类中也已经发现了糖尿病患者视网膜上小胶质细胞的沉积。

除神经小胶质细胞外，RPE和RMG细胞同样受制于激活转录因子4（activating transcription factor，ATF4）、IL-6、IL-8、TNF-α、cMCP-1、趋化因子、血小板反应蛋白-1，以及其他可溶性因子所作用的相关途径，从而释放VEGF等炎症介质，引起慢性高血糖、新陈代谢和氧化应激等一系列改变。

微血管病变可由多种机制引起：如神经变性、多元醇途径的激活、蛋白质的非酶糖基化、葡萄糖自身氧化和氧化应激、高血糖导致的假性缺氧、通过初步合成二酰甘油而激活蛋白激酶C等。高血糖引起的代谢途径改变也影响着视网膜的内皮细胞和周细胞，继而导致视网膜毛细血管周细胞的覆盖减少和微血管的变性。糖尿病患者白细胞的变形能力降低会引起白细胞数量减少；基底膜增厚和内皮细胞改变会导致毛细血管腔减少；基质细胞衍生因子1（stromal cell-derived factor-1，SDF-1）促进激活白细胞改变及其黏附力的增加均可以导致毛细血管闭塞。这种血管闭塞引起VEGF和其他诱导血管通透性的细胞因子水平升高，这些细胞因子都可促成血管性ME的发生。尽管其他血管异常，如导致局部液体渗漏和水肿的微血管瘤形成的确切机制目前尚不完全清楚，但其中涉及VEGF，PGF和周细胞改变等是肯定的。肾素-血管紧张素系统通过诱导VEGF等生长因子，可以导致糖尿病视网膜病变的微血管异常。其中VEGF等生长因子与诱导血管渗漏、周细胞迁移、血管生成和纤维化等相关。此外，血浆激肽释放酶系统（kallikrein-kinin system，KKS）也与糖尿病性ME相关。在晚期糖尿病视网膜病变的患者中发现玻璃体内血浆激肽释放酶的浓度有增加。有研究证实，激活眼内KKS系统，会因诱导视网膜血管通透性增加和加重ME，导致糖尿病大鼠的病情恶化。

毛细血管渗漏和微渗漏性微动脉瘤是血管源性DME的主要原因，但早期外层视网膜屏障和RMG细胞引流功能的改变也是导致DME形成的促进因素。

神经元代谢的变化、神经胶质细胞的死亡和继发性缺血性细胞受损是DME发病"细胞毒性"机制的关键因素。胰岛素用于DME患者存在争议，因为临床试验和其他研究已经证实：对长期血糖控制不佳的患者如给予短期胰岛素强化治疗，会导致糖尿病性视网膜病变的病情恶化。非胰岛素依赖性2型糖尿病患者由口服药物改为胰岛素治疗后，也会出现视网膜病变进展和视力损害风险的显著增加。

总之，DME是由多种因素共同作用的结果，主要取决于糖尿病的类型、患者的年龄及有关的其他全身性因素（如高血压、血管内皮功能障碍和脂质代谢异常）相互作用结果（图2-7b，图2-8，图2-9）。

3.高血压性视网膜病变　急性动脉高血压可能引起高血压性视网膜病变、高血压性脉络膜病变和高血压性视神经病变。高血压性视网膜病变是由视网膜毛细血管和前毛细血管阻塞引起的。随着内层血-视网膜屏障的破坏，进而出现视网膜内的水肿。高血压性脉络膜病变的特征为局部脉络膜毛细血管栓塞，从而导致RPE受损和外层血-视网膜屏障的破坏，最终出现视网膜下积液和视网膜水肿的现象（图2-7c）。

4.炎症性黄斑水肿　在眼内发生炎性过程的急性期，临床上通常检测不到ME。然而，

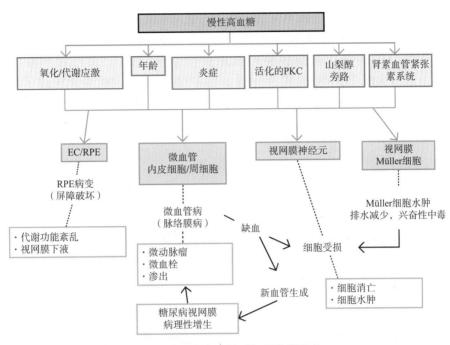

图 2-8　慢性高血糖对视网膜的影响

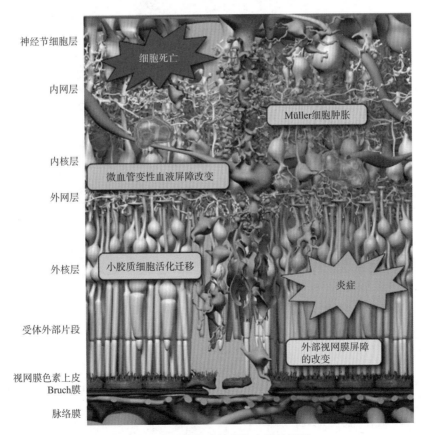

图 2-9　导致糖尿病性黄斑水肿的原因

眼内视网膜屏障的受损却是显而易见的（这一点通过水溶液或玻璃体细胞的存在可以得到证实），这也支持了单一视网膜屏障的受损可能不足以引起ME的观点。

另一方面，ME是慢性葡萄膜炎的常见症状（图2-10b）。由于视网膜内外血屏障受损及继发于RPE和RMG细胞炎症改变后液体排出量的减少，导致了葡萄膜炎中ME的发生。眼内固有细胞、免疫细胞和浸润细胞高水平表达产生了一氧化氮和VEGF、IL-1β、IL-6、IL-8、TNF-α等血管通透性细胞因子，于是导致血管源性ME的发生。

与之相似的是术后囊样ME（Irvine-Gass综合征），图2-10c中可观察到液体在黄斑的聚集延迟，这与血-房水屏障的受损有关。

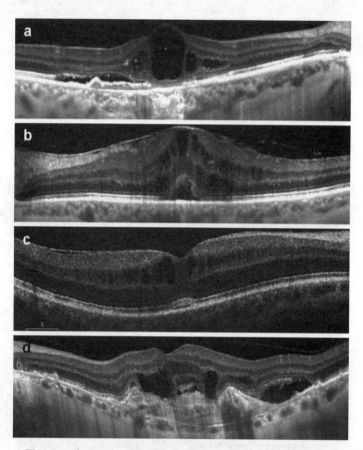

图2-10　在OCT上观察到的引起血管性黄斑水肿的各种原因

a.慢性中心性浆液性脉络膜视网膜病变；b.脉络膜视网膜炎4个月后出现的黄斑水肿，注意继发性的视网膜前膜可能会加重黄斑水肿；c.白内障手术后1个月发生的Irvine-Gass综合征；d.年龄相关性黄斑变性晚期具有视网膜下纤维复合物和活动性新生血管

5.黄斑水肿和脉络膜新生血管　血-视网膜屏障的破坏和新生血管成分自身的渗透性增强，会引起特发性或继发于年龄相关性黄斑变性（age-related macular degeneration，AMD）的脉络膜新生血管形成（图2-10d），病理性近视或炎症过程中所导致的新生血管渗漏和血-视网膜屏障破坏，包括视网膜下和视网膜内液体的积聚。与对照组相比，湿性

AMD患者的VEGF在眼部介质中没有显著升高。但抗VEGF药物在治疗脉络膜新生血管引起的ME中有效，这证明VEGF是其主要的致病因素。

（二）细胞毒性黄斑水肿

单纯细胞毒性引起的ME很少见，细胞毒性的发病机制也相当复杂，常继发于ME本身。

1.化疗引起的黄斑水肿 典型的单纯性细胞毒性ME可由抗微管类药物（如治疗乳腺癌和卵巢癌的化疗药多西紫杉醇和紫杉醇）导致。据有关研究发现，抗微管类药物可诱发双侧黄斑囊样水肿，但在荧光素血管造影检查中却无异常表现。抗微泡剂可诱发双侧黄斑囊样水肿，但在荧光素血管造影检查中却没有发现渗漏现象。微管靶向作用的改变使分子动力及其附属膜通道的分布发生了改变，从而出现排水机制的功能障碍，随后导致ME。

2.视网膜/脉络膜缺血和黄斑水肿 继发于神经元和视网膜神经胶质细胞的肿胀是由视网膜动脉阻塞导致的一种急性内层视网膜水肿。在OCT检查中其显著表现的特征为视网膜反射率的增加，这是视网膜中央或分支动脉闭塞的结果（图2-11）。此外，局灶性的视网膜毛细血管缺血也会导致细胞内水肿，即最近报道的不伴有血管造影荧光素渗漏的急性中心凹旁中层黄斑病变（paracentral acute middle maculopathy，PAMM）。两种机制的联合出现也是可能的，例如在视网膜中央静脉阻塞患者中，可同时存在急性中心凹旁中层黄斑病变。不过要指出的是黄斑囊样水肿区域并没有出现这些改变。在大多数黄斑囊样水肿的病例中，单纯的细胞毒性缺血作用的机制还没有被明确的证据证实。

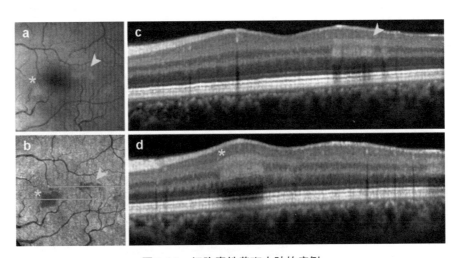

图2-11 细胞毒性黄斑水肿的病例

急性中央型黄斑病变2例，其缺血性病变影响主要位于内核和内丛状层（星号和箭头所指处）。a.眼底检查缺血水肿表现为局灶性白色病变；b.近红外反射率表现为低反射灶病变；c.d.OCT光学检查上表现为局灶性高反射病变

四、结论

ME的发病机制通常错综复杂，通过ME的各种临床表现很难清楚区分。最近的荧光素、吲哚菁绿血管造影技术和频域光学相干断层扫描（spectral domain optical coherence tomography，SD-OCT）的组合检查，有助于更好地解释和了解导致视网膜内或视网膜下积液的视网膜结构上的确切改变，这也有助于指导我们采用更为合适和更有针对性的治疗措施。然而需要指出，本章上面所叙述的大多数分子机制是通过构建啮齿动物的实验模型而产生的，而该动物模型本身不具备黄斑结构，所以这种机制的推断仍然只是大致的、不稳定的和有风险的，还需要进行更多的基础性和病理学方面的研究，以及进一步针对黄斑的分子靶向药学制剂来提供验证。

（李　康译　卢颖毅审校）

参考文献（请扫描本书目录页二维码）

第3章
黄斑囊样水肿（CME）的影像学诊断

Dilraj S. Grewal，Glenn J. Jaffe

一、概述

早期发现黄斑囊样水肿（CME）对其诊断和治疗极其关键。评估黄斑水肿的传统手段包括接触和非接触式的裂隙灯检查、间接眼底镜检查、眼底荧光造影（fluorescein angiography，FA）和眼底照相。但是以上检查结果的分析主观性的成分居多，并且常无法显示早期CME视网膜厚度的微小变化。

光学相干断层扫描（optical coherence tomography，OCT）与视网膜解剖结构有良好的相关性，并且可以对视网膜厚度进行定性定量的随访。与裂隙灯和FA检查相比，OCT对检测黄斑水肿和视网膜下的积液更为敏感，且亚临床的黄斑水肿常通过OCT即能检出。总而言之，CME在OCT中可直接显示为视网膜内的环形囊腔，即视网膜内水肿。这些囊腔通常为圆形或椭圆形，起始于外丛状层（outer plexiform layer，OPL），扩展并累及感光细胞层和内层视网膜。少数情况下视网膜的囊样水肿可扩展并表现为中心凹的假性囊肿。由于囊液对于光的散射弱于周围的视网膜组织，因此OCT可以很好地显示CME。

影像学技术的发展和革新让我们对CME的不同病理和分型特点有了更为深刻的认识。在本章节中，我们主要讨论在不同病因CME的诊断中如何应用影像学的手段。

二、糖尿病相关的CME：糖尿病性黄斑水肿

糖尿病性黄斑水肿（DME）源于视网膜微血管的破坏，以及Müller细胞和视网膜色素上皮细胞（RPE）对血浆的清除障碍而导致的病理性渗漏。FA可以显示DME患眼的血管渗漏和视网膜内液（intraretinal fluid，IRF）的蓄积。至于DME的分类，以往在糖尿病性视网膜病变早期治疗研究（ETDRS）中，基于临床检查和FA结果一般将其分为局灶性和弥漫性两种，但现今这种分类法已有了很大的进展。

OCT可以用来分析DME与预后视力相关的外层视网膜的完整性，例如高反光椭圆体带的破坏提示了黄斑部光感受器与视力下降相匹配的损伤情况。视网膜内层间积液、视网膜厚度的增加、黄斑部缺血和中心凹渗出也是造成DME预后视力差的原因。在糖尿病患者中，因为OCT重复测量视网膜厚度时可能存在10%的误差，因此在DME中只有当视网膜厚度变化大于10%时才被认为具有显著的临床意义。Otani曾描述了DME结构变化

的3种形态：即弥漫性视网膜增厚（diffused retinal thickening，DRT）、CME及浆液性视网膜脱离（serous retinal detachment，SRD）。该文献报道认为无论水肿呈局灶性还是弥漫性的，DRT首先表现为组织反光性降低和视网膜厚度的增加，而后才出现视网膜的"海绵样"表现。某个明确区域内如出现IRF的累积即可诊断CME。而SRD常因慢性水肿导致，其特征性的表现为多个囊腔的合并和视网膜显著抬高。Kim等也描述了5种与之相类似的OCT形态表现：DRT、CME、SRD、不合并黄斑部牵拉性视网膜脱离（tractional retinal detachment，TRD）的玻璃体后牵引（posterior hyaloid traction，PHT）、合并TRD的PHT。DRT定义为视网膜内低反光区域及视网膜厚度增加（图3-1）。CME特征性的表现为视网膜内存在囊腔，即由高反光边界划分的卵圆形低反光的FA荧光区域（图3-2）。PHT定义为视网膜表面的高反光带，SRD则表现为高反光拱形抬高，即所脱离的视网膜下出现凸起的液性暗区性FA荧光域。研究者认为高反光带代表脱离视网膜的外表面，以

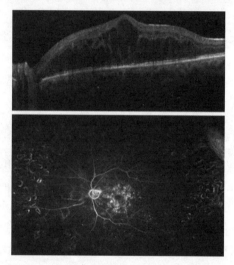

图3-1　糖尿病性黄斑水肿的弥漫性视网膜形态增厚和视网膜的"海绵状"外观

由于囊腔和层间积液的存在使外层视网膜的反光性下降（上图）；荧光素血管造影（下图）显示了晚期广泛的渗漏但却没有明确的渗漏点

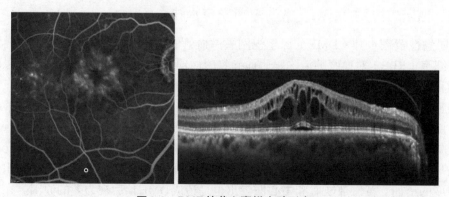

图3-2　DME的黄斑囊样水肿形态

视网膜增厚和内层视网膜内被高反光的间隔隔开的低反光囊腔和视网膜下液（右图）；荧光血管造影（左图）显示与CME相对应的、由微动脉瘤所致的中心凹旁花瓣状渗漏

此区分SRF与IRF（图3-3）。TRD则为脱离视网膜的高反光边界下的低信号区，常呈峰状（图3-4）。这些TRD常是亚临床型的，仅在OCT中可以发现。

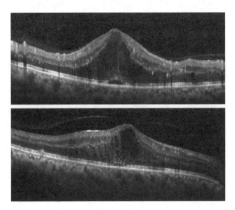

图3-3　伴有玻璃体后牵拉但无牵拉性视网膜脱离的DME

上图显示有大的视网膜内囊腔、视网膜内液和后部玻璃体粘连的弥漫性DME；抗血管内皮生长因子（VEGF）治疗后，视网膜内和视网膜下液体减少，但中心凹视网膜内囊腔和后部玻璃体对中央凹的牵拉一直持续存在（下图）

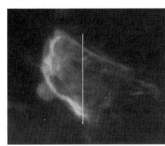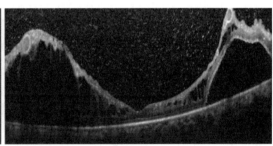

图3-4　伴有牵拉性视网膜脱离的DME

垂直扫描OCT显示伴有黄斑部上方和下方的视网膜内囊腔，黄斑上方和下方牵拉性视网膜脱离的峰样形态；玻璃体中的高反光点状浑浊代表轻度的玻璃体积血

除这些分类的描述外，DME患眼具备多种视网膜内微结构改变的解剖特点。这包括高反光灶（hyperreflective foci，HRF），即IRF和脂质渗出累积聚集的形态表现，常被认作是临床可见的硬性渗出的前兆。外层视网膜的HRF与ELM或椭圆体带的断裂与视力下降有关，提示DME中光感受器存在变性。Pemp等的报道认为抗VEGF治疗过程中DME的好转常伴有这些视网膜内渗液动态的重新分布。1型糖尿病较2型糖尿病患者出现HRF的频率更低。Gelma等报道了OPL囊区内壁上的连续环形高反光点，这也就是他们提出的"珍珠项链征"。这种征象与OPL中的硬性渗出近似，推测这些高反光物质可能是由脂蛋白或富脂巨噬细胞构成的。

OCT还可显示DME中的微动脉瘤（microaneurysms，MAs）。微动脉瘤渗漏的OCT参数包括微动脉瘤和管壁的外径和内径，以及管壁的厚度。微动脉瘤管腔中OCT上显示的高反光点被认为是一些细胞成分，如红细胞、白细胞和脂质沉积。Lee等同时用FA和OCT显示了DME局灶激光光凝治疗后微动脉瘤的闭合。局灶激光光凝后微动脉瘤的闭合既可以显示为高反光的点状灶，也可以显示为无任何反光或病灶的完全消退。无论管腔的形态如何，一般管径更小的微动脉瘤更容易闭合。

识别DME解剖生物标记对判断视力的预后有提示意义，并且对指导如何选择干预性药物也非常重要。但目前这一对DME患者视力有确切临床意义的可信性解剖生物标记尚有待发掘和进一步确认。目前虽然OCT测量视网膜厚度是一个重要的临床和解剖学评估工具，但在与DME相关的临床试验中还不能作为代表视力变化的最佳指标。尽管OCT检查时常测量中心视网膜厚度来评估和管理DME，然而中心凹厚度（central foveal thickness，CFT）的变化只能解释不到27%的视力变化。之前人们也试图在DME患眼中寻找基于OCT与视功能和预测视力预后的各种生物标志物，这些和解剖微结构相关的标志物包括外界膜（external limiting membrane，ELM）、椭圆体带（曾被称为光感受器内外节的结合处）的完整性、光感受器外节厚度、视锥细胞外节尖端（cone outer segment tips，COST）、显示的高反光灶和视网膜下液（SRF）。

Horri等发现，在曲安奈德治疗后DME中黄斑囊样区域的反光性下降及黄斑厚度的重新增加与视力恶化有关，囊性黄斑病变相较于浆液性水肿和视网膜脱离对光感受器层的损伤程度更大。已证实外界膜的破坏可以引起中心凹下SRF。中心凹光感受器的状态与DME患者的视力预后密切相关，但黄斑区的无血管区面积对光感受器层完整性的影响尚未明确。即使在DME病情缓解后，部分OCT的评估参数变化也仍然会持续很长时间。尽管治疗后DME的黄斑厚度会有所恢复，然而患眼神经节细胞复合体层的厚度仍会小于非DME眼。这种变化与视力下降相关，提示DME内层视网膜的变化可能导致治疗后持续性视力损伤。Lee等的研究指出，在DME患眼中缺血可能导致光感受器外节的缩短和椭圆体带的断裂，从而使外层视网膜出现萎缩样改变，随后视力发生下降。Soliman等发现，视网膜中的囊腔，尤其是内核层中的囊腔，与DME黄斑格栅样光凝后出现更差的视力预后有关，认为外丛状层囊腔下的区域可使断裂的椭圆体带和外界膜的间距变得更长。多数学者们目前达成的共识是，DME患者的视网膜厚度与视力存在相关性。OCT显示的"黄斑囊样水肿（CME）"形态则与更差的视力有关；DME中有CME的眼与无CME的眼相比可下降0.40个logMAR视力。

在中心凹受累的DME患眼中，黄斑中心凹1mm范围内的视网膜内层结构紊乱提示更差的视力预后。这种解剖特点与中心视网膜厚度、视网膜内大的囊腔或目前所处的血糖状况有关联，但与视力改变有更高的相关性。视网膜内层结构紊乱的患眼更易继发视力的提高或下降；中心凹1mm范围内50%或以上出现视网膜内层结构紊乱者视力更差。推测这种解剖变化代表着内层视网膜细胞的排列紊乱或损伤，且提示光感受器到神经节细胞之间视觉信号传导通路可能存在破坏。这些病变的组织学表现可以证实此假设，如果确实得到证实，早期视网膜内层结构紊乱可作为评价未治疗的DME患眼视力预后的因素之一。

近年来，除了不断提高分辨率，OCT图像的分析程序还集中关注了自动进行视网膜分层方法的改善。该研究过程中存在着诸多挑战，如OCT图像常会被斑点干扰，需要降低常规图像的分析强度进行降噪，而斑点降噪后如何保持图像边缘的特征对于分层至关重要。在严重病变出现前进行视网膜病变的早期分层相对容易些。

如果CME包含一个有不同组织成分的连续性液性暗区，那这些区域在OCT上显示为分离的假性囊腔是有可能的。因此对CME来说，或许视网膜容积比黄斑中心厚度对视力预后的判断更有意义。CME中囊液容积的自动分层可显示三维视网膜图像堆积中的囊液区，但需要明确建立总囊液体积与视力的相关性，以及其对视网膜内囊腔和其他特征（如SRF或视网膜前膜）的辨识能力。视网膜的自动分层软件在检测解剖边界时相对更加困难，于是这限制了其在临床OCT图像中的实际应用，因为临床实际中的OCT通常不像实验中那样有很高的图像质量。

（一）DME中的脉络膜成像

近期，DME中的脉络膜成像引起的关注很多。脉络膜血管系统，尤其是脉络膜毛细血管层是外层视网膜的主要血供来源，对于维持神经、视网膜的功能十分重要。组织病理学检验可明确脉络膜的确切改变。新的程序技术包括长波长OCT、偏振OCT，还有增强深度成像的模式，用以帮助评估膜厚度的标准频域OCT（SD-OCT）。

糖尿病视网膜病变和DME患者的脉络膜厚度较年龄匹配的健康人群和无DME的对侧眼更薄。DME中可观察到中心凹下的脉络膜中血管层和毛细血管层脉络膜的厚度下降。然而Kim等发现DME的患眼与健康眼相比，黄斑下脉络膜增厚，且在SRD型的DME中最厚。中心脉络膜的厚度在DME抗血管内皮生长因子（VEGF）治疗6个月后下降。在基线时，中心凹下脉络膜更厚的患眼可能具有更佳的短期解剖和功能恢复疗效。

（二）DME中的荧光血管造影

荧光血管造影（fluorescein angiography，FA）能够提供有价值的生物学信息，对于监测DME及其治疗反应非常有用。而OCT可提供最关键的生物学信息，如病灶的位置、严重性、渗漏来源等。不过需要指出，FA检测的渗漏区面积在多数DME治疗研究中一直是一个相对次要的观察终点。

作为OCT检查的补充，FA可提供有关DME的更多信息。FA中随时间变化的渗漏较单个时间点的绝对渗漏更有意义，究其原因一部分显然是由于FA的定量特征不像其他成像方式（如OCT）一样具有可重复性。可以通过FA基于荧光素渗漏的不同形态来诊断DME的不同亚型，这种亚型的区分更具有指导治疗和监测疾病活动性的价值。局灶性渗漏早期FA图像的表现为散在渗漏，这可能与微动脉瘤有关；而造影晚期显著的、无法识别来源的广泛渗漏是弥漫性亚型的特征（图3-1）。DME患眼的FA可表现为以上两种亚型中的任一种，或者两者兼而有之。

既往的研究已经显示了FA中的黄斑渗漏模式与水肿形态的相关性。DME中所显示出的黄斑囊样区域OCT反射水平的不同与荧光素积存有关，不过这一发现的确切临床意义尚有待进一步验证。

虽然在正式的图像读片中心有经验丰富的分析人员，可以使FA具有重复进行定量和定性分析的可能，但临床上的FA图像分析还是会受到医师主观认识的限制，因此研究者们一直对寻找出FA中渗漏的客观量化方法深感兴趣。在临床上进行荧光素血管造影的渗漏分层区其实并不容易，部分原因是FA图像的识别存在难度。有研究者试图通过下述手段解决问题，包括对MA的自动检测、血管识别、检测中心凹的无血管区（foveal avascular zone，FAZ），甚至试图进行渗漏自动检测或量化。近期，Rabbani等描述了一个无须手动输入全自动图像的区分法，认为可重复和准确量化DME的渗漏面积。

Bolz等应用OCT和FA提出了DME分类的SAVE方法。"S"代表视网膜下液,"A"代表区域,"V"代表玻璃体视网膜界面异常,"E"为病因。根据病因,DME的渗漏可区分为局灶性或多灶性(FA可显示明确的渗漏来源)、非局灶性毛细血管渗漏(FA无明确的渗漏来源)、黄斑或周边视网膜缺血(FA上有任何部位的缺血伴有OCT局灶性或非局灶性水肿),以及萎缩性水肿(OCT上的囊样扩张)。在DME的研究中已经开发出了很多新的技术,如en face OCT、OCT血管成像和共聚焦激光扫描检眼镜(scanning laser ophthalmoscope,SLO)等。

三、假性黄斑囊样水肿

Ray和Irvine,Jr.最先描述了与白内障手术相关的CME,该类患者在白内障囊内摘除术后出现了不明原因的视力下降。随后这一现象被Gass和Norton证实为黄斑水肿,在FA中可以发现有经典的黄斑旁花瓣样着染和晚期荧光渗漏色。

近年来的研究描述了假性CME的OCT特征。这些特征包括外丛状层中的黄斑增厚和囊腔,有时伴有中心凹下液体(图3-5)。一种基于OCT的自动统计分类方法已经用来从假性CME中鉴别区分DME。分级的参数包括评估CME形态、ETDRS网格中的囊腔分布情况、形态特征和一些定量参数如各层视网膜厚度等。Munk等发现中心视网膜厚度/体积比的升高、视网膜前膜(epiretinal membrane,ERM)的缺失和孤立的内核层(inner nuclear layer,INL)囊腔可提示假性CME的诊断;而更高的ONL/INL比值、SRF缺失、存在硬渗、微动脉瘤和神经节细胞层和(或)视网膜神经纤维内存在囊腔层更提示了DME存在的可能。而DME和假性CME中视网膜下液的光密度表现是类似的。

Oh及其同事报道了白内障超声乳化术后发现玻璃体腔内存在高反光灶。术后1周检测到高反光灶的数量可预测1个月后CME的发生。他们认为这些玻璃体的高反光灶是对晶状

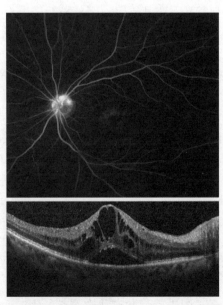

图3-5 假性CME的囊性空间和中心凹下视网膜下液(下图);荧光素眼底造影可显示黄斑旁的花瓣样荧光渗漏和视神经周围的轻度渗漏(上图)

体碎片、变性蛋白质和眼内细胞团块的反应。其尺寸＞20μm，比葡萄膜炎中观察到的玻璃体腔细胞体积大，后者在OCT中显示为≤15μm的高反光灶。作者的结论是，尽管这些点状物性质不明，但其与假性CME的相关性提示了它们与术后炎症反应和血管通透性有关。假性CME好转后，评估既往未确诊的感光细胞损伤对判断不明原因视力下降的原因十分重要。应用4μm分辨率的OCT，可发现光感受器持续性结构改变，表现为视锥细胞外段尖端的模糊，这与视力无法达到20/20有关，而视力可达20/20的患眼并无这些结构变化。

与假性CME相关的其他OCT特征包括玻璃体黄斑牵拉（vitreomacular traction，VMT）、中心凹玻璃体视网膜牵拉、ERM或ERM剥除后的ERM。Odrobina等最近提出，与对侧眼相比，假性CME患眼的脉络膜更薄，说明脉络膜毛细血管血流量的减少可能是CME的病因。然而也有其他研究认为，假性CME患眼的中心凹下脉络膜厚度增大提示1个月后有CME发生的可能。

四、视网膜血管阻塞相关的CME

CME是视网膜血管阻塞（retinal vascular occlusion，RVO）患者视力下降的主要原因，其特点是视网膜内液体积聚伴有弥漫性视网膜增厚和囊腔形成、SRF积聚或ERM所致的黄斑牵拉（图3-6、图3-7）。用OCT评估视网膜厚度和结构变化可为RVO相关的CME治疗策略提供指导，并可预测视力的远期预后。OCT解剖参数与RVO后的视力下降有关，这些参数包括中心凹厚度、浆液性视网膜脱离、中心部位囊腔和色素上皮的改变。

现在OCT已用于评估各种RVO解剖学上的生物标志物。在视网膜中央静脉阻塞（central retinal vein occlusion，CRVO）的患眼中，中心凹厚度＞700μm可提示缺血型

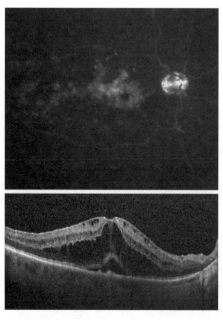

图3-6 荧光素血管造影显示弥漫性的黄斑旁渗漏（上图）；非缺血型视网膜中央静脉阻塞的CME，可见弥漫性视网膜增厚、囊腔和视网膜下液的积聚（下图）

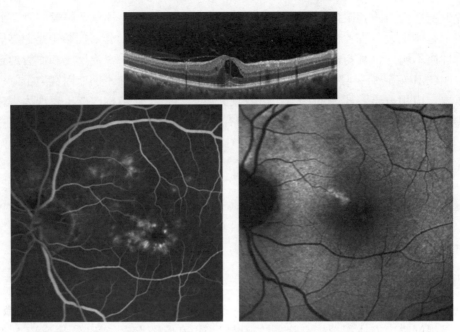

图3-7　视网膜分支静脉阻塞中的CME，可见视网膜内囊腔而无视网膜下液（上图）；荧光素血管造影中可见花瓣状渗漏（左下图）；黄斑旁自发荧光（FAF）增强（右下图）

CRVO。在分支静脉阻塞（branch retinal vein occlusion，BRVO）中，囊腔直径＞600μm与血管阻塞时间较长和贝伐单抗（bevacizumab）治疗后视力提高不佳有关。OCT上黄斑中心凹下椭圆体带的损伤和内层视网膜的缺失与CRVO和BRVO患者较差的视力预后相关。另外，早期FA图像显示的黄斑缺血与内层视网膜的损伤有关。

Tsujikawa等报道，在RVO相关的CME中，ELM屏障功能的破坏可导致IRF进入视网膜下腔。他们还认为囊腔下方高反射性的垂直线代表了IRF流入视网膜下腔的路径。Hasegawa等与Tsujikawa等的意见类似，他们同样观察到在OCT中的囊腔下方被称作"轨迹线"的垂直反射线图像，也注意到这些线条在CME缓解后仍持续存在的现象。他

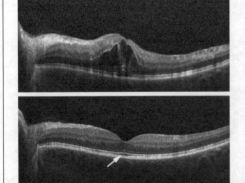

图3-8　BRVO中的CME伴有黄斑部视网膜下液（上图）及缓解后的高反光轨迹线（下图，白色箭头）

们在BRVO相关的CME消退之后发现了这些中央凹处的轨迹线，因此认为这些轨迹线可能发生于治疗CME后的迅速缓解期（图3-8）。该轨迹线被认为会引起光感受器的局部损伤。高反光灶是轨迹线的组成部分，在外层视网膜沉积的高反光灶可能导致了光感受器损伤。目前光感受器损伤的具体机制尚未知，但已证实IRF中的大分子可通过ELM的微小病变部位来损伤光感受器，所以认为轨迹线与局部而非弥漫性的光感受器损伤相关。Hasegawa等认为该轨迹线与原已破坏的ELM有很大关联，因此在自发恢复的CME患眼中可能检测不到。因此，轨迹线可能作为一个有意义的标志来评估与BRVO相关的黄斑水肿患眼光感受器

损伤的程度。

黄斑中心凹椭圆体带的拱形曲线是另一个具有评估意义的生物学标记，可见于正常眼，被称为"中心凹隆起（foveal bulge）"。中心凹隆起是BRVO相关的囊性黄斑水肿缓解期患眼视功能评估的一个很好的标志。中心凹隆起的出现提示BRVO相关黄斑水肿缓解后有更好的BCVA。在BRVO相关的CME缓解后黄斑部椭圆体带完整的患眼中，中心凹处的视网膜厚度更薄，感光细胞外节长度在无中心凹隆起组中较有中心凹隆起组中更短。该研究表明，CME可能损伤了中心凹感光细胞外节，从而导致中心凹隆起的消失。

无论CME是否完全恢复，在视力差的患眼中可发现中心凹处椭圆体带有断裂（图3-9）。同样，在已缓解的RVO相关CME患眼中，椭圆体带的完整性与视力恢复是相关的。不过初始中心凹厚度和预后视力之间的关联性仍存在争议，因为虽有研究报道了初始中心凹厚度与治疗后RVO和持续CME患眼的最终视力相关，但还没有其他研究观察到这种相关性。

各种解剖学特征已成为不同的RVO相关CME潜在的预后指标。在CRVO相关CME中，SRF的存在或囊腔直径可预测治疗结果。基线椭圆体带完整性和ELM状态与RVO相关的CME抗VEGF治疗后更佳视力相关。RVO急性期或慢性期严重的光感受器损伤可能会导致光感受器外节的实质性破坏，导致椭圆体带完整性破坏。Kang等认为基线OCT上检测出的高反光灶可预测抗VEGF治疗后的视力预后。同期进行的眼底照相并不能显示OCT上的细小的高反光灶，相反，OCT上融合的高反光灶在相应的眼底照片中显示为硬渗。一项前期研究表明这些与融合灶反光性类似的细小点灶，可能是小的视网膜内蛋白和（或）作为硬渗前体的脂质沉积物（图3-10）。

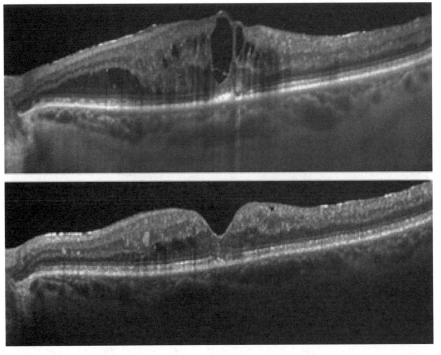

图3-9　非缺血性CRVO-CME患眼的CME在应用抗新生血管药物治疗后几乎完全缓解，但并无视力提高（稳定于20/60），可能由黄斑部椭圆体带断裂所致

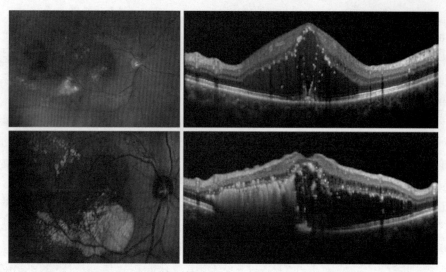

图3-10　BRVO相关CME的高反光灶（上图），8周后可见视网膜下脂质渗出增多（下图）

图中这些小病灶可能是视网膜内蛋白、脂质沉积或硬渗的前体

在BRVO患眼中，视网膜外层出现高反光灶轨迹线者，ELM和椭圆体带的断裂更加显著。这些发现表明，在CME治疗后，光感受器的状态较中心凹厚度与BRVO的CME治疗之后最终的BCVA可能更相关。垂直线扫描不对称的CME分布是BRVO的特征。由于颞上支静脉阻塞的发病率较高，垂直线扫描可显示BRVO的黄斑上方水肿，上方ETDRS区域内层的囊腔也更为常见（图3-11）。

也有研究对RVO相关的CME脉络膜厚度进行了评估。在BRVO和CRVO中，脉络膜

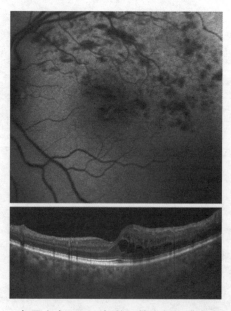

图3-11　与颞上方BRVO相关、伴有视网膜内出血的CME

眼底自发荧光检查（FAF）显示出黄斑区因CME所致的高自发荧光和上方因出血所致的低自发荧光（上图）；垂直扫描OCT可见黄斑上方的水肿形态（下图）

厚度均大于未受累眼，并且脉络膜容积在抗VEGF治疗后可以减少。

五、玻璃体视网膜界面异常相关的CME

ERM是由玻璃体视网膜界面的增殖引起的。ERM的切向牵拉可能会导致伴或不伴荧光素渗漏的黄斑增厚。ERM也可以使下方的视网膜变形，形成囊腔。

在OCT影像上，后部玻璃体是低反光结构，通常可以与高反光的ERM相区分。Wilkins等描述了ERM发生粘连的两种模式：最为常见的是广泛粘连型ERM（图3-12），较为少见的是局部粘连型ERM。OCT有助于确定玻璃体后脱离和ERM的关系，也可协助随访ERM的自然病程。80%～95%的特发性ERM眼可见部分或完整的PVD。

VMT是一种异常的玻璃体后粘连，在残余玻璃体附着区可牵拉黄斑前部。黏附的玻璃体皮质可形成一个广泛的、通常是哑铃形的区域，包括黄斑和视神经。这种牵拉与囊样黄斑增厚有关（图3-13）。

用微纤溶酶做玻璃体腔内注射（MIVI-TRUST）的非手术方法，治疗局灶性玻璃体黄斑粘连的Ⅲ期临床试验评价了纤溶药物Ocriplasmin引起的玻璃体酶解。相关试验中，均用OCT和临床检查评估视网膜的形态。研究结果证实，OCT的评估作用优于临床检查。该研究描述了VMT的两个亚型：局灶的（≤1500μm）和广泛的（＞1500μm）黏附粘连。Koizumi等发现局灶性VMT有中心凹囊腔，而广泛性VMT有弥漫性CME。在VMT中，后玻璃体在OCT上通常表现为高反光和增厚。Yamada和Kishi描述了不完全PVD的两种类型的形态：第一种是鼻侧和颞侧玻璃体不完全后脱离形成只有中心凹附着的V样结构，第二种是鼻侧持续性附着形成颞侧至中心凹的脱离。PVD的第一种类型较第二种类型有更好的视力预后。

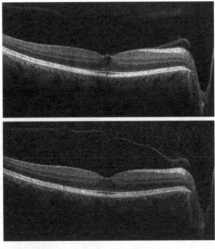

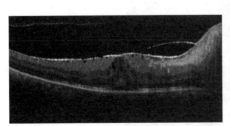

图3-12 伴有视网膜内囊腔和视网膜下液的CME与视网膜前膜广泛粘连有关。视网膜前膜可引起内层视网膜的变形

图3-13 黄斑玻璃体牵拉导致的黄斑增厚、视网膜内囊腔和椭圆体带断裂（上图），以及随着牵拉的自发解除而消退的囊腔，中心凹轮廓恢复

六、葡萄膜炎相关的CME

Hassenstein等率先描述了OCT在葡萄膜炎中的应用情况。该研究组发现，OCT有助于早期CME的诊断和疗效检测，特别是存在玻璃体细胞时帮助更大。现已确认葡萄膜炎相关CME的特殊OCT表现类似于DME的报道：即弥漫性黄斑水肿（特征为视网膜厚度增加、视网膜分层结构紊乱或海绵状低反光区）见图3-14、囊样黄斑水肿（特征为清晰明确的视网膜内囊腔）见图3-15、浆液性视网膜脱离（特征为视网膜神经上皮层与RPE/脉络膜毛细血管带的完全分离）见图3-16。Iannetti等检测了43只葡萄膜炎患眼，发现其中58%有黄斑囊样水肿，42%有弥漫性黄斑水肿，28%有浆液性视网膜脱离。葡萄膜炎中这三种不同表现的相对比例取决于患者分组时的入组标准。

OCT也可检测到ERM，通常玻璃体视网膜牵拉的检出率高于眼底镜检查。假设牵拉机制是葡萄膜炎CME的发病原因之一，而ERM与炎症部位、水肿类型和黄斑厚度无关。

在虹膜睫状体炎患眼中可观察到围绕中央凹中心的环状非囊样增厚。据推测，这种非囊样环形增厚可能具有相同的病理生理机制，导致前葡萄膜炎患者的CME。45%的急性

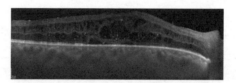

图3-14　结节病相关葡萄膜炎的弥漫CME

可见视网膜内丛状层及外丛状层囊腔、高反光灶和视网膜下液

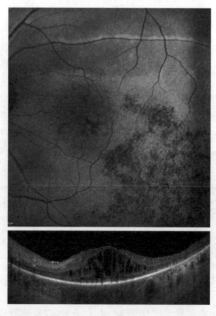

图3-15　与自身免疫性视网膜病变相关的CME伴有FAF中的黄斑旁自发荧光增强（上图）、黄斑部视网膜增厚，伴有视网膜内囊腔和颞侧周边区的外层视网膜萎缩、不伴有水肿的弥漫性视网膜薄变（下图），且有FAF中相对的低自发荧光

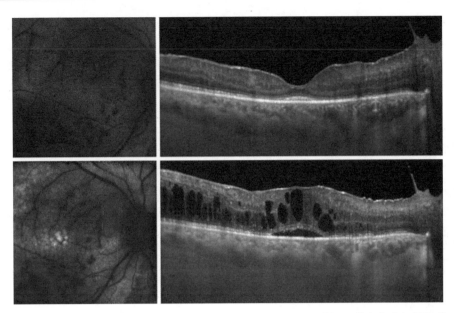

图3-16　鸟枪弹样视网膜脉络膜病变相关的CME中，FAF显示在视网膜内囊腔和视网膜下液形成部位的自发荧光增强（下图）

前葡萄膜炎发作后这种环状增厚的持续时间不超过6个月，且葡萄膜炎消退6个月后黄斑体积可以恢复正常。

在葡萄膜炎CME中，中心各层厚度与视力之间呈负相关，但患眼的微视野与中心各层厚度及视力相关。OPL和INL的囊样改变与ERM的存在相关。OCT还被用来检测葡萄膜炎CME的治疗反应。Lehpamer等证实，葡萄膜炎CME中的SRF与中心各层厚度的增加以及初始视力较差有关。然而，有SRF的患眼在3个月和6个月时对治疗反应良好，甚至比无SRF患眼的恢复比例更高，且最终视力与无SRF患眼类似。不过请注意在黄斑水肿吸收的过程中可能会发生SRF的增加。

Markomichelakis等评估了黄斑水肿OCT形态对预后的意义。他们发现有弥漫性黄斑水肿的患眼往往视力良好，不需要积极治疗。然而，这种不治疗行为使他们更易出现黄斑厚度增加，当炎症复发时视力会下降。他们也发现ERM的出现是葡萄膜炎CME和相关治疗失败的不良预后因素。葡萄膜炎CME中的IRF可能是动态的；患者体位改变后数秒钟内即可以看到视网膜厚度的变化。CME也可有昼夜变化，视网膜厚度的下降常出现于上午时间。

在青少年特发性关节炎（juvenile idiopathic arthritis，JIA）相关葡萄膜炎的患者中，84%的患眼OCT检查显示可出现CME，比例高于既往眼底检查诊断的比例。JIA相关葡萄膜炎的OCT变化包括中心凹增厚、CME、中心凹脱离和萎缩。JIA-葡萄膜炎的病程与CME的发生发展有关。

中心各层厚度是各种临床试验的重要终点，也是葡萄膜炎CME临床治疗的重要参数。多中心葡萄膜炎类固醇治疗（multicenter uveitis steroid treatment，MUST）试验评估了葡萄膜炎CME中基于OCT厚度阈值的临床意义。葡萄膜炎CME中20%的视网膜厚度有变化（定义为视网膜中心区厚度＞260μm）可很好地预测超过10个字母的视力变化，敏感性为77%，特异性为75%。这个阈值对葡萄膜炎试验很重要，因为葡萄膜炎CME的缓解是通过OCT中心各层厚度变化来进行检测，并与有临床意义的VA变化相关联的。MUST试验还显示，OCT和FA在评估中间葡萄膜炎、后葡萄膜炎、全葡萄膜炎伴发CME时只有部分相互匹配，这可能是因为OCT（时域）检查的黄斑增厚和黄斑渗漏相关，但它们却具有不同的病理特征。荧光素渗漏提示病理性渗漏来自血管，但并不都与黄斑增厚有关。荧光素血管渗漏时不合并增厚的原因包括以下非互斥机制：严重损伤的萎缩性黄斑、伴有继发性炎症渗漏、黄斑区视网膜增厚之前即有渗漏发生、继发于不伴有视网膜增厚的ERM黄斑部异常或有黄斑视网膜渗漏的生理液态平衡处于稳定状态。MUST试验还显示，OCT上黄斑囊肿的存在与OCT视网膜厚度增加、FA上囊样间隙与高荧光和黄斑渗漏相关。累及中心的小囊肿和ERM常见于中间葡萄膜炎、后葡萄膜炎和全葡萄膜炎，需要全身应用类固醇激素治疗。MUST图像阅读中心的理论读片研究将ERM定义为跨全内层视网膜、有桥接效应的高反光层，因此可能漏掉广泛贴附着的、反光与神经纤维层相融合的ERM。视网膜内层皱褶也会影响ERM的识别。这些结果表明，在葡萄膜炎CME中，FA和OCT可提供与黄斑病理特征相关并且是独特的临床重要信息。

　　与DME类似，视力与CME在葡萄膜炎中的关系并不明确。Payne等证实经对数转换后的OCT视网膜的厚度可用来评估葡萄膜炎CME中有意义的临床变化。对数OCT厚度与logMAR视敏度相关，表明其可作为一种视觉测量工具对葡萄膜炎CME进行客观测量。研究人员还提出，葡萄膜炎CME中基线外丛状层之间的容积是预测视功能的最佳指标。Brar等回顾了87例CME患者的FA和OCT图像，患者的病因包括：糖尿病、ERM、葡萄膜炎、假性CME和静脉阻塞。他们的结论为FA的囊样渗漏总是与OCT中的囊样改变相关，FA弥漫性非囊样渗漏与视网膜无囊样变性各层的增厚和变形有关。弥漫性葡萄膜炎CME与视力预后不良有关。然而，SRF可能预示葡萄膜炎CME的视力恢复。相反，在DME中，SRF可能与较差的视力恢复有关。

　　FA可用于区分活动性和非活动性葡萄膜炎，也可用于确诊CME、脉络膜新生血管、轻微的视网膜血管炎并检测它们对治疗的反应，识别毛细血管无灌注区面积和视网膜新生血管形成。游离的荧光素染料分子甚至可从微小的炎症性的视网膜血管漏出。葡萄膜炎CME的特点为旁中心凹高荧光的"花瓣样"渗漏。根据FA的结果可将CME分为4级：0级，无荧光素渗漏迹象；Ⅰ级，荧光素轻微渗漏至囊腔，但不足以包围整个中央凹；Ⅱ级，完整的环状荧光素积聚于囊腔内，但直径<2mm；Ⅲ级，环状荧光素积聚，直径>2.0mm。

　　有研究试图描述OCT的解剖特征，从而确定CME的不同病因。富含脂质和脂蛋白的沉积物或泡沫细胞可引起微小病灶富含脂质的巨噬细胞形成，此特征在OCT中具有鉴别意义。尽管其位置和表现因基础疾病不同而有所差异，但这些病灶可特征性地出现于DME和RVO里。Munk等报道这种微病灶出现于100%的CME合并CRVO的患眼、98%的DME眼和65%的BRVO眼中，但不出现于假性CME或葡萄膜炎CME中。然而以往的组织学报道表明IRF可能因其潜在的病理机制而有所不同，但不管疾病的种类、病灶形态和空间分布差异如何，IRF的聚集均可在CME中出现。

　　后部葡萄膜炎常伴有脉络膜增厚，特别是在急性期。通过OCT可以发现后葡萄膜炎和全葡萄膜炎时黄斑部脉络膜变化比前葡萄膜炎和中间葡萄膜炎时更为显著。还有CME可能与使用某些药物有关，如使用前列腺素类药物、肾上腺素、类肾上腺素药物、烟酸、吡格列酮、罗格列酮、多西他赛和紫杉醇出现CME，原因可能是药物引起的炎症反应破坏了血液视网膜屏障，此类CME可以应用OCT进行检测。

七、CME中眼底自发荧光的作用

眼底自发荧光（fundus autofluorescence，FAF）的作用由RPE中的脂褐素分布决定，也受到黄斑部INL、ONL和OPL中色素的影响。RPE自发荧光强度取决于光感受器外节的更新能力，并可能受到RPE清除脂褐素能力的影响。脂褐素累积可导致RPE吞噬能力的下降，继而引起RPE细胞死亡和光感受器损伤。FAF增加可见于RPE功能障碍，而FAF下降可见于光感受器或RPE细胞缺失。

CME与增加的FAF相关。一般认为这是由于黄斑部神经视网膜组织被拉伸，黄斑部色素上皮垂直移位，从而降低了黄斑色素的密度，使自发荧光信号增强（图3-10）。在CME患眼的研究中，有学者已经开始尝试评估FAF、OCT参数和视力的相关性，以预测光感受器完整性的恢复程度和之后的视觉恢复。

在DME中，活化的小胶质细胞生成氧化产物导致脂褐素积累，从而使FAF增强。有的研究提示DME中FAF的增强并不是FAF发生了异常。相反，RPE的自发荧光可通过叶黄素的色素缺失而产生。在正常眼的中心凹部位，蓝光FAF非常弱或几乎不存在，因为叶黄素和玉米黄质在视锥细胞中心凹的轴突中特别密集（Henle纤维），这两种色素可吸收入射的蓝光。DME中心凹的FAF增加被证实与ONL厚度变薄、更广泛的椭圆体带缺损和视力不佳有关。

高FAF与DME中功能性和结构性黄斑损伤有关；DME缓解后FAF有所下降。伴有FAF升高的DME患眼视力比FAF正常的眼睛更差。但是与视力相比，FAF与OCT形态和中心微视野检查的相关性更好。FAF在DME患者中并不相同。Chung等认为并非所有DME患者都具有很高的FAF水平，也不是所有恢复后的DME患者都会出现FAF的显著降低。DME治疗后的功能改善可以在FAF上定量，并可以与OCT中的形态相关联，因此FAF可以作为DME预后评估的因素之一。

葡萄膜炎CME中可见中心凹和旁中心凹花瓣状FAF增高（图3-15）。然而部分研究报道，仅一半经血管造影确诊的CME患眼可检出病理性FAF，这是FAF与OCT相比所表现出来的局限性。Roesel等关注了葡萄膜炎CME患者中FAF和OCT与视力的相关性。该研究组观察到FAF增加，并提出它来自于细胞外液中类视色素等蛋白质。中心凹FAF增加、存在囊样改变、椭圆体带断裂和ERM与较差的视力有关。在葡萄膜炎CME中发现的FAF模式也可能反映出受损RPE的大小、数量或荧光成分。FAF的增高在弥漫型葡萄膜炎CME中并非一直持续存在。也有研究将CME中的异常FAF分为3种主要类型：即囊样高FAF、单点或多点高FAF及不规则的低FAF。

八、CME的En face C-扫描成像

En face成像或称C-扫描OCT，可显示视网膜的正面层次，也可以用来突出显示CME的某一特定方面。创建一个ILM的En face分层部分可显示ERM和黄斑表面改变。扫描

深度约40μm时将显示INL囊样细胞，更深的扫描将显示ONL囊样细胞。平行于ILM的40μm深度的En face OCT扫描可显示花瓣状的中央和周边的囊腔。达ONL层的更深的En face扫描可显示椭圆形、多边形、花朵形囊样细胞向中心凹的汇合。在进展的CME中，细胞首先垂直融合，并且INL中的细胞向ONL形成垂直的卵圆大空腔。在CME的视网膜增厚部位，内节和外节En face图像的强度可降低。但是，因为囊腔在视网膜中所处的层次不同，En face OCT并不能确定CME的范围。

九、CME的影像学进展

目前在研的多项可视化技术可以帮助我们更好地显示CME。在部分集成平台上，多普勒OCT可以测量视网膜和脉络视网膜的血流。扫频OCT可以通过宽广的光谱范围扫描窄带宽光源，从而实现超高的轴向分辨率。

高穿透后部OCT（high-penetration posterior OCT，HP OCT）系统，可以应用比标准穿透OCT（830nm）更长的波长（1060nm），因此具有更高的脉络膜穿透性，可以更好地评估CME的脉络膜变化。

自适应光学（adaptive optics，AO）扫描激光检眼镜可通过En face图像记录常染色体显性遗传性视神经萎缩的黄斑微囊样水肿。BRVO相关CME通过AO扫描后的图像中可观察到中心凹锥体密度下降和锥体空间布局的破坏。液流传输阻滞而引起Müller细胞肿胀见于黄斑水肿眼。超高分辨率OCT可与AO合用，从而来增加图像分辨率并显示Müller细胞的形态变化，这有可能揭示以CME新的发病机制。

其他新兴技术包括光学相干微血管造影、相位方差成像及非侵入性的毛细血管水平检测，它们应用了视网膜血管能量或方差多普勒技术。不过要指出，采用目前的FA和OCT技术获取不同毛细血管床的En face图像的能力是有限的。原型散斑方差OCT技术已被用于无创性人类视网膜血管实时成像。这可以作为FA的补充，提供更深入的有关毛细血管细节的信息。这种方法或许能够找出CME的重要病理学变化。散射OCT有可能在不用静脉注射染料的情况下显示黄斑部和视盘的脉络膜血管系统。

还有共聚焦激光扫描检眼镜（scanning laser ophthalmoscopy，SLO）可显示DME中的囊腔（该囊腔曾由于光线散射不会出现囊腔轮廓的阴影）。在识别DME的蜂窝状及花瓣状形态方面，共聚焦SLO与OCT、FA和FAF表现出良好的一致性，它在不同维度对囊腔和视网膜敏感性相关的DME识别程度与FA旗鼓相当。

此外，OCT在儿童CME中的应用也很有前景。早产儿的CME通常在INL中表现为囊样结构，很少累及视网膜的其他层。早产儿视网膜病变中的CME是一种与发育相关的生物标志物，并且与早产儿18～24个矫正月龄时的语言和运动能力的下降有关联。

十、结论

OCT、荧光素血管造影和眼底自发荧光被证实是评估CME的有效方法。OCT可评估病灶的位置、范围、形态及微结构的解剖特点，而FA可识别渗漏的区域从而为CME的诊断和治疗监测提供信息。未来成像技术的进步将带来更高的采集速度，提供更先进的自动图像分割技术及动态跟踪和分析方案的硬件，使我们能够更好地分析CME的特征。

新的解剖生物标志物可为我们提供影响预后的更多因素并检测治疗反应，包括无创OCT血管造影等更新的成像技术则有望更好地辅助阐明CME的病理机制。

（赵　朔译　王笑雄审校）

参考文献（请扫描本书目录页二维码）

利益冲突说明：Dr. Jaffe是海德堡工程公司的顾问。Dr. Grewall在这篇手稿里没有涉及任何经济及个人利益。

资金支持：CA（DSG）旧金山Heed眼科基金会。

第二部分

黄斑囊样水肿的药物治疗

第4章
葡萄膜炎相关的黄斑囊样水肿的治疗

Sarah M. Escott，Debra A. Goldstein

一、概述

黄斑囊样水肿（CME）发生于血-视网膜屏障（blood-retinal barrier，BRB）破坏以后，是葡萄膜炎患者视力丧失最常见的原因。眼内的炎症反应引起了细胞破坏，从而激活花生四烯酸级联反应并释放出前列腺素（prostag-landins，PGE）、一氧化氮（NO）、白介素-6（IL-6）及血管内皮生长因子（VEGF）。上述炎症介质在活动性葡萄膜炎患者的房水中被检出，这些介质使得视网膜血管壁处于病理性高渗状态并对色素上皮层（RPE）产生破坏作用，从而使液体及蛋白质渗出至视网膜间质。另外吸烟及同时存在的血管性疾病也参与了炎性黄斑水肿的病理机制。

据报道，葡萄膜炎相关的CME所致的视觉损伤发生率在33%～42%，并受视网膜水肿的部位、严重程度和持续程度的影响。葡萄膜炎性黄斑水肿与炎症活动性并不一致，即使是在非活动性葡萄膜炎患者中，CME的确诊率也能达到29%。与前葡萄膜炎相比，中间葡萄膜炎及全葡萄膜炎中CME所致的视力丧失更多见。视力预后不佳的危险因素包括高龄、葡萄膜炎持续时间长、水肿存在时间长、无血管区扩大、不完全玻璃体后脱离。与CME持续时间超过24个月的患者相比，持续时间小于12个月患者，其视力改善的机会更大。慢性水肿可致永久性光感受器损伤、视网膜萎缩和纤维化，因此水肿消除后视力常仍然无法恢复至正常。不过即使视力没有得到改善，但恢复视网膜正常结构还是可以更好地维持视力的。基于上述原因，任何程度的CME都应进行积极治疗。

临床药物治疗方法包括非甾体抗炎药（nonsteroidal anti-inflammatory drugs，NSAID）、皮质类固醇、抗VEGF药物及全身免疫调节治疗。激素可局部应用、口服、球旁注射或静脉注射，亦可用缓释装置持续给药；有学者建议采用碳酸酐酶抑制剂及奥曲肽治疗黄斑水肿，但这种方法尚没有作为葡萄膜炎性黄斑水肿的常规治疗。

二、非甾体类抗炎药

局部应用NSAID类药物可以抑制环氧化酶活性，阻断前列腺素的合成，从而减少炎症反应。此外，已证明其在血-房水屏障重建方面有功效。尽管局部应用非甾体抗炎药治疗白内障术后黄斑水肿被证明有明显疗效，但对于葡萄膜炎性黄斑水肿的治疗效果却不甚理想。虽然目前美国国内尚无应用，然而一项前瞻性随机临床试验证明：与安慰剂组相比，连续3个月使用0.5%吲哚美辛（INDOM）局部点眼来治疗葡萄膜炎相关的急性炎症性黄斑水肿，其效果具有统计学意义。

三、皮质类固醇

皮质类固醇具有抗炎及抗新生血管的作用。由于其可以抑制炎症因子（IL-6，PGE，VEGF）生成，这一作用呈现剂量依赖性，为临床治疗提供了一个很好的治疗方式。这类药物在近几十年中一直是治疗的基石。更重要的是，研究发现它们能够稳定内皮层及RPE层细胞间的紧密连接。由于皮质类固醇起效快，因此在急性炎症期效果非常明显。不过它的副作用限制了该类药物的长期应用。

（一）局部皮质类固醇的应用

由于药代动力学的限制，多数局部治疗不适于眼后节疾病。然而近期有临床数据显示，局部用0.05%二氟泼尼酯（Durezol；Alcon Laboratories）与其他类固醇药物相比，具有较好的眼内穿透性。并且它不含有苯扎氯铵——这种防腐剂能够引起免疫过敏反应，破坏泪膜稳定性，导致角膜上皮的毒性反应。由于其高效且全身吸收少，具有良好的治疗应用前景。该药已被FDA批准用于治疗术后的炎症反应和疼痛，以及前葡萄膜炎。

Slabaugh等的研究发现，二氟泼尼酯单药或联合免疫调节剂治疗儿童葡萄膜炎及黄斑水肿效果显著。但是，该年龄段患者在临床应用中有增加白内障发生的风险（38%）及显著升高眼压的副作用，所以使用时必须权衡利弊。还有一项研究表明，超过20%的病例在应用二氟泼尼酯后出现眼压峰值超过30mmHg，80%的患儿眼压升高超过15mmHg。这些研究者强调，因为二氟泼尼酯治疗的葡萄膜炎患者中易出现不可预测的、快速而显著的眼压升高，所以随访时需要密切监测眼压，特别是儿童患者。目前对局部应用二氟泼尼酯及其他类固醇药物治疗葡萄膜炎性CME尚无临床随机对照试验进行相关的疗效研究。

（二）全身皮质类固醇的应用

口服皮质类固醇被用于治疗危及视力的葡萄膜炎。最普遍应用的是口服泼尼松，起始剂量为0.75～2mg/（kg·d），待炎症反应减轻后逐渐减量。大剂量全身应用糖皮质激素可以快速修复CME患者的解剖结构。但是不推荐期长期应用，原因是其潜在的严重副作用，包括消化道溃疡、库欣综合征、肾上腺抑制、髋关节无菌性坏死、系统性高血压及高血糖等。葡萄膜炎标准化命名（Standardization of Uveitis Nomenclature，SUN）工作组建议，如果口服泼尼松＜7.5～10mg/d或相当剂量的同类药物，超过3个月仍不能控制眼内炎症则应考虑更换治疗方法。

（三）球旁皮质类固醇的应用

皮质类固醇球旁注射能够将高浓度药物送至黄斑附近，是治疗葡萄膜炎性CME的一个有效方法。当黄斑水肿反复发作或持续存在时，局部注射治疗是葡萄膜炎全身性治疗的有效补充。然而，该疗效维持时间较短，所以通常必须连续。后部结膜囊下（Posterior sub-tenon，PSTK）或眶下注射40mg曲安奈德是当前应用最多的方法。活动性炎症一般可在数天内得到控制，CME则需数周到数月的时间才能得到改善。约50%的患者在单次球旁注射后1～3个月内黄斑水肿消除，疗效可持续3～7个月之久。单次注射无反应的患者，在连续注射后50%～78%的人黄斑水肿解除，这提示重复治疗可额外获益。

球旁注射曲安奈德已证实对控制炎症和减轻儿童葡萄膜炎性CME有效。在一项联合前瞻性研究中，全部受试者在接受单次注射后前房炎症情况都有缓解；然而却有50%的患眼平均4个月后出现复发。治疗时存在葡萄膜炎性CME的患者水肿消除可达55%。

球旁注射的并发症包括上睑下垂、眼压升高和白内障。据报道，22%～34%患眼在球旁注射激素后眼压高于24mmHg，其中0.9%～2.4%在1年内病情进展，需要接受抗青光眼手术。白内障进展的发生率在15%～20%。另一项系列研究表明，在儿童患者中，5个月内显著影响视力的白内障发生率在21%，注射时如存在轻度后囊下浑浊者更易发生。球旁注射罕见但可导致严重后果的并发症包括眼球穿孔、视神经损伤、视网膜脱离和血管阻塞。

（四）玻璃体腔内皮质类固醇的应用

玻璃体腔内注射皮质类固醇药物可用于治疗各种类型的黄斑水肿。由于其他种类的皮质类固醇药物常会在数天内从玻璃体腔消失，而曲安奈德（triamcinolone acetonide，TA）由于基本不溶于水而现在临床被广泛采用。有一项研究显示，单次注射（4mg/0.1ml）的清除半衰期在有玻璃体的眼内为（18.7±5）d，而玻璃体切割术后眼的清除半衰期为2.3d。

与球旁注射相比，玻璃体腔内应用曲安奈德能更有效减轻炎性黄斑水肿，但其效果同样是暂时的，发生后囊下白内障及眼压升高的概率两者相似，但眼内炎的风险是同时增加的。有研究报道在治疗1周内可见黄斑水肿改善，4～6周时药物反应达到峰值，疗效可持续6周至6个月。但很多患者需要接受多次治疗，重复注射可获得相似的视力及炎性水肿的改善。另一项研究发现，年龄＜60岁的人群视力提高最显著，CME多出现于病程＜12个月的患者中。如超过24个月出现CME，虽然治疗后OCT提示黄斑厚度变薄，但视力提高十分有限。

25%～34%的患眼注射TA后眼压升高超过10mmHg，平均持续时间为4～5周。两项大型病例回顾显示，治疗人群中有50%患眼需要进行抗青光眼治疗，但均不需要接受滤过性手术。Kok等的研究则提示年龄＜40岁的患者眼压升高程度更严重。

15%～30%患者出现白内障的进展，重复注射后该风险增高。除高眼压和白内障外，眼内注射曲安奈德发生眼内炎的风险为0.05%～0.1%。

（五）玻璃体腔皮质类固醇缓释装置

可植入性长效皮质类固醇缓释装置可使药物长时间在眼后节保持较高浓度，避免了全身应用的并发症。该方法比较适合中度或重度、全身免疫治疗不耐受或存在禁忌，以及全身治疗仍不能控制炎症的患者。

1. Ozurdex　其主要活性成分地塞米松的强度是曲安奈德的5倍，亲水性更好，可以在玻璃体腔达到更高的浓度。然而地塞米松的半衰期仅有3h，从而限制了它的临床应用。

可生物降解的玻璃体腔植入装置（Ozurdex，Allergan）可携带700μg的无须防腐剂的地塞米松，持续释放3～6个月。植入装置由可靠的聚合物制成，具有双相药代动力学功能，初始爆发式释放使药物剂量迅速达到治疗浓度，此后维持缓慢的药物释放。安放该装置的手术可在门诊用22g的注射装置，采用无菌双平面技术（under a sterile biplanar technique）进行玻璃体腔注射（图4-1）。生物可降解的设计使得重复植入后无须进行手术将前次植入装置取出。

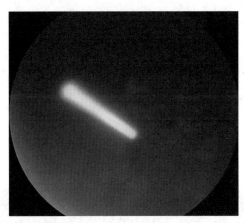

图4-1　多灶性脉络膜炎患者术后观察玻璃体腔Ozurdex的植入情况

2010年，美国FDA批准将Ozudex用于非感染性中间或后葡萄膜炎相关黄斑水肿的一线治疗。在玻璃体切割术后眼中该药物的扩散及清除更迅速，有关研究显示玻璃体切割术后眼中1个月时即有CME改善，但仅1/3患者疗效可维持3个月。由于药物可能迁移至前房，造成角膜溶解，所以缓释装置不可用于无晶体的玻璃体切割术后眼。

一项随机临床试验发现Ozurdex可以有效减轻非感染性中间葡萄膜炎的玻璃体浑浊。然而其改善黄斑水肿的效果平均只能维持26周，提示治疗CME需要重复注射。其他文献报道缓释装置能够有效治疗持续3～4个月的难治性葡萄膜炎性黄斑水肿，多数患者需要6个月内重复植入来治疗复发的CME。

在一项活动性非感染性葡萄膜炎的回顾性研究中，显示在17个月中63%的患眼需要多次植入缓释装置（其中91%有CME）。重复注射后可获得单次注射相似的反应。视力及黄斑水肿在1个月后得到改善，重复注射显示疗效有逐步积累倾向，可获得超过24个月的长期视力（BCVA）改善及稳定的黄斑中心厚度。

尽管有一些研究发现，单次注射地塞米松组及空白对照组术后出现白内障的概率无显著差异，但另一项研究却报道，重复注射3次后会出现后囊下浑浊。Lowder等的研究显示单次注射Ozurdex后，IOP≥30mmHg患者的发病率<5%，没有患者需要进行抗青光眼手术治疗。然而有证据提示，在临床实践中眼内注射地塞米松后出现眼压（IOP）升高的概率可能高于注册试验中所报道的数据。

2. Retisert　2005年FDA批准了一种非生物可降解的球内持续释放氟轻松（又称氟西奈德）的植入装置（Retisert，Bausch & Lomb）用以治疗非感染性中间葡萄膜炎、后葡萄膜炎及全葡萄膜炎（图4-2）。植入装置可携带590μg氟轻松，持续作用2～3年而仅有微量的全身吸收. 装置在手术室无菌条件下被固定于平坦部并可在每次随访时散瞳进行观察（图4-3）。

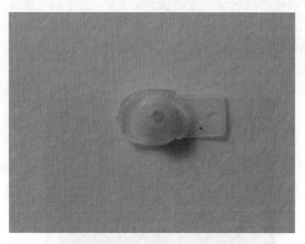

图4-2　Retisert框架及芯片（植入前），这是目前可使用的植入装置

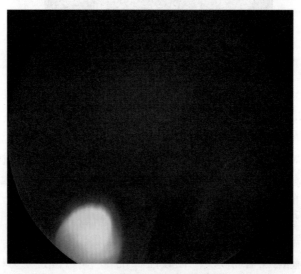

图4-3　Retisert 在位情况

注意观察能够发现芯片（pellet）位于框架（struct）内。由于存在框架与芯片分离的情况，所以如图所示的装置目前已不再采用

此外1年内CME减轻情况的结果显示：植入眼（86%）优于未植入眼（28%），效果持续3年。

在另一项报告中，92%眼内非感染性炎症患者全身用药剂量在植入手术后可减量，并且所有术前存在CME的患眼，在6个月及12个月时视网膜厚度减少具有统计学意义。在一项随机对照比较氟轻松植入装置与全身用药的优效研究中，46%氟轻松植入组患者CME缓解，而全身用药组仅23%获得缓解。

三项大型的注册试验显示，在超过3年的治疗时间内，接受氟轻松眼内植入装置治疗的患者74.8%需要进行降眼压治疗。大约50%患眼的眼压（IOP）超过30mmHg，多发生在注射后1年内。1/3患者因不可控的眼压升高、视野缺损或视盘改变而需进行手术干预。因此，推荐将基线视野检查及视盘照相用于需接受氟轻松植入手术的患者。氟轻松植入物几乎百分之百导致白内障。研究已经验证了在注射氟轻松同时接受白内障手术（IOL植入）的有效性及可行性。

其他植入手术的风险包括玻璃体出血、前房积血、视网膜脱离及眼内炎。自发的药物植片脱落是一种潜在的需要手术治疗的并发症。关于芯片脱落导致的视网膜震荡、视网膜撕裂、角膜内皮失代偿也过报道。

四、抗血管内皮生长因子的药物治疗

在葡萄膜炎患者房水中检测到的血管内皮生长因子（VEGF）导致血管完整性受损，最终引起CME。VEGF受炎症因子及细胞活性因子诱导表达，这两种因子在葡萄膜炎眼中广泛存在。此外，与单纯的葡萄膜炎患者眼相比，葡萄膜炎性CME患眼中VEGF的浓度更高。

近期贝伐单抗及雷珠单抗作为非适应证用药被用于炎性CME的治疗，然而其疗效尚不明确，相关的研究结果缺乏一致性。很多研究通过OCT测量发现中心视网膜厚度减少具有统计学意义，而有些研究则未发现相同改变。推测其中一个原因是因为抗VEGF药物可能未表现出抗炎特性，因此对于纳入活动期葡萄膜炎患者作为对象的研究，其治疗CME的作用可能被低估了。

Mackensen等的研究发现，对于已控制的葡萄膜炎激素治疗后突发CME复发的患者，单次注射贝伐单抗2周后黄斑厚度显著减少，然而这些效果仅持续6～8周，且需要重复注射。Lott等观察贝伐单抗单药注射后40%患者视力下降且中央视网膜厚度无改善，然而，他的研究中多数患者存在活动性的葡萄膜炎。

Acharya等的小规模前瞻性、非对照、干预性病例系列研究中发现，雷珠单抗按月注射对稳定的葡萄膜炎及持续性CME具有一定效果。黄斑水肿改善最早出现在1周后，在全部受试眼中可维持3个月。约60%患眼需要重复治疗，其效果可持续至试验结束后3个月。

针对炎性CME，理想的注射剂量及后续的玻璃体腔内抗VEGF治疗方案尚无定论。不过其疗效短于球旁注射及玻璃体腔内激素治疗。抗VEGF制剂与激素治疗相比，较少引起青光眼及白内障。然而对黄斑变性患者连续注射（每5周）后，3.5%～4.5%患者在注射20次后出现了眼压升高。0.14%～1.57%注射贝伐单抗患者和1.38%注射雷珠单抗患者中被报道出现了中等程度的前葡萄膜炎的不良反应。

五、玻璃体腔内甲氨蝶呤的应用

甲氨蝶呤（MTX）是一种叶酸拮抗剂，竞争性抑制细胞增殖所需的二氢还原酶，长期被用于全身免疫调节治疗。现全身及局部应用MTX被越来越多的用于眼科疾病治疗。

一些小型试验研究了应用玻璃体腔内注射甲氨蝶呤来治疗葡萄膜炎性CME的适应证。另一项前瞻性队列研究中，为单次活动性非感染性葡萄膜炎或炎性CME患者玻璃体腔内注射MTX（400μg/0.1 ml），结果1周内黄斑水肿及炎症迅速减轻，87%在3个月时视力提高超过snellen视力表2行。患眼进行的OCT检查发现黄斑厚度减小持续了6个月，然而炎症在4个月时有复发倾向。

其他报道结果显示玻璃体腔内甲氨蝶呤治疗对合并或不合并CME的葡萄膜炎有比较好的疗效。有项研究曾用其治疗了激素不耐受或存在禁忌证的Behcet病复发性单侧视网膜血管炎，方法是按月注射MTX至眼内炎症缓解或视力达到稳定，观察到约85%患眼在平均4次注射后视力提高≥3行。玻璃体腔内注射MTX可降低患眼房水中IL-6和IL-8的含量水平，其中IL-6与葡萄膜炎血-视网膜屏障破坏有关，而IL-8介导内源性免疫应答而被认为能够改变血管通透性。87%的患眼临床症状改善与细胞因子显著减少相关。

在一项大型的多中心国际回顾性病例研究中，研究者评估了玻璃体腔内MTX对活动性葡萄膜炎或葡萄膜炎性CME的治疗。他们观察到在单次注药后，79%的患者进入缓解期，平均可维持17个月。对于单次治疗复发的患者，其中87%第二次注药后缓解期延长。总的来说平均黄斑厚度减少在治疗后维持了10～30个月。半数同时接受口服激素治疗的患者在注药后可减少激素用量。

基于现有资料，对单侧活动性葡萄膜炎和（或）合并炎症性CME的患者，如果患者已知存在激素高敏感性或可引起视神经损害的高眼压，玻璃体腔内注射MTX可作为一种可考虑采用的合理有效选择。

六、皮下注射干扰素 α

干扰素α（interferon alpha，IFN）是一种属于I型干扰素家族的细胞因子，具有强抗病毒、抗增殖及各种免疫调节作用。干扰素对先天性及适应性免疫应答均有影响，可用于治疗Behçet病及多发性硬化。它们被批准用于治疗病毒性肝炎和骨髓增生综合征。近些年，有研究认为全身应用干扰素α可成功治疗Behçet病及其他难治性葡萄膜炎。

Dueter等报道了一小组用干扰素α治疗后慢性黄斑水肿减轻的病例。所有患者均存在合并CME的非活动性葡萄膜炎的情况，病情平均持续36个月且对激素无反应，全部患者根据体重差异接受首剂300～600万单位的干扰素α做皮下注射，此后逐渐减量。最终，超过半数的患者获得了持续的CME完全缓解。

干扰素普遍的副作用具有剂量依赖性，主要表现包括流感样症状、恶心、疲劳、腹泻、皮疹、贫血、转氨酶升高、白细胞减少、脱发、皮炎及轻度抑郁。有一些患者可能出现抗体的中和反应从而使得他们对治疗无反应。除近期获批的TNF抑制剂、阿达木单抗外，干扰素治疗同其他全身药物一样，未被美国FDA批准用于葡萄膜炎治疗。

七、抗肿瘤坏死因子 α 药物

肿瘤坏死因子α（TNFα）是一种促炎症因子，在葡萄膜炎眼中有比较高的浓度，可以激活T细胞和肥大细胞，从而上调内皮黏附分子及其他促炎细胞因子的表达。TNFα抑制剂为更有针对性的抗炎治疗提供了机会。

Murphy等首次发现TNF抑制剂对复发性非感染性后葡萄膜炎有治疗作用。一些病例报道了应用抗TNFα治疗非感染性葡萄膜炎后，共存的CME缓解。然而，值得强调的是必须同时对它们的风险和疗效仔细加以权衡才能最后推广。随着TNF抑制剂越来越多的用于后葡萄膜炎及视网膜血管炎的治疗，我们将会获得更多有关其对葡萄膜炎性黄斑水肿治疗效果的数据。与之类似的是其他生物治疗方法也将被应用于葡萄膜炎的治疗，有关它们疗效的数据都会逐渐丰富起来。

2016年6月，美国FDA批准阿达木单抗用于治疗成人非感染性的中间葡萄膜炎、后葡萄膜炎及全葡萄膜炎，使其成为首个获得FDA批准的非激素类葡萄膜炎治疗药物。有关其对CME的治疗效果尚无注册试验研究结果。

八、选择正确的治疗策略

选择炎性CME的治疗方案应充分考虑患者的个人情况。首先，治疗必须能够减轻炎症反应，其次是恢复正常组织形态。根据患眼为单侧还是双侧、病情严重程度、合并症（如青光眼、白内障等）、之前激素的使用反应情况，以及全身合并症等选择不同年龄患者的治疗方案。一般局部治疗对单侧的疾病更为适用，而全身治疗适用于双侧疾病；人工晶体眼病情较轻且眼压正常的患者可采用表面或球旁激素治疗；有晶体眼者应考虑其发生白内障的风险；复发的病例或产生过激素并发症的患者应考虑更换治疗方案；病情中度或严重的患者若不愿意接受全身免疫抑制治疗，或患者存在免疫治疗的禁忌证，那么激素缓释装置可能会是一个优先的选择；对有全身性疾病的眼内炎症活动期合并CME的患者，有的只需要调节免疫治疗的剂量及频率就可以了，而对于另一些患者而言则可能一开始就需要进行全身治疗。

对于儿童来说使用激素治疗需要特别加以注意，因为表面或局部应用激素治疗导致白内障及青光眼的概率在儿童更高，且对于儿童患者该诊断的影响意义更大。必须检测葡萄膜炎患儿的眼内压及视神经盘的健康情况，特别是对接受激素治疗的儿童。一旦发现有青光眼症状出现，应立即寻找替代治疗方案。

最后，临床医师应警惕异常解剖结构的存在，如玻璃体黄斑牵拉、视网膜前膜及内界膜胶质增生（internal limiting membrane，ILM），这些均可导致慢性黄斑水肿的病情反复，进而需要手术治疗。

对葡萄膜炎病理生理认识的不断深入及增强成像模式的不断提高，大大促进了我们的诊断能力，也促使新的感染性CME治疗手段的延伸发展。尽管如此，临床治疗始终具有挑战性，尚不存在一种单一的最佳方案，任何治疗方法都必须适合患者个体。当然越早开始积极治疗，患者在视力恢复方面越受益。

（李谷阳译　李　永审校）

参考文献（请扫描本书目录页二维码）

第5章
与糖尿病相关的黄斑囊样水肿的治疗

Reid Turner，Lucian V. Del Priore

一、概述

2010年世界卫生组织报道，20～79岁的成人中糖尿病的患病率为6.5%，患者超过2.85亿人，2030年，随着平均寿命的提高及发达国家肥胖发病率增高，这一数字预计将超过4亿。糖尿病性视网膜病变是导致工作年龄段成人失明的首要原因，因此具有重要的公众健康意义。几乎全部1型糖尿病及超过60%的2型糖尿病患者在确诊后20年将出现糖尿病视网膜病变，因此必须制定出预防和（或）限制糖尿病视网膜病变发病率的策略。

糖尿病性黄斑水肿（diabetic macular edema，DME）是引起糖尿病患者视力下降的最主要原因，在美国，每年有超过75 000新患者出现DME。1979～1989年的糖尿病视网膜病变早期治疗研究（Early Treatment of Diabetic Retinopathy Study，ETDRS）在DME治疗方面进行了一项里程碑式的随机对照多中心临床研究。为制定治疗指南，ETDRS进一步定义至少具有下述任意一项临床特征的DME（clinically significant DME，CSDME）才具有临床意义：①距黄斑中心凹500μm内视网膜增厚；②距黄斑中心500μm内硬性渗出伴相邻视网膜增厚；③距黄斑中心1个视盘直径范围内超过1视盘大小的视网膜增厚。

值得注意的是，CSDME既往是通过裂隙灯或眼底镜或立体照相而非荧光造影确诊的。由于OCT能够测量黄斑中心及中心凹平均厚度，对早期诊断DME更为敏感，因此目前已逐渐成为一项有价值的诊断工具。

尽管CSDME可能刚诊断时并不存在视力改变，但超过30%的CSDME患者最终会发展为中度视力下降（定义为视角增加1倍）。ETDRS将视网膜激光光凝作为最初治疗DME的金标准。激光光凝能够有效预防DME进一步的视力下降，但很少能够提高视力。自ETDRS以来，人们已对DME的病理生理机制有了更深入的认识，这有助于制定新的治疗方案。2013年在美国就有约90%的眼底病专家选择抗VEGF制剂作为中心凹受累DME的初始治疗。而如今抗VEGF药物治疗成为最受欢迎的治疗方法。

二、糖尿病性黄斑水肿的病理生理

糖尿病性黄斑水肿（DME）是一种由多重因子参与最终导致血-视网膜屏障（BRB）破坏的复杂过程。内层BRB由视网膜血管内皮细胞紧密连接复合体及神经胶质细胞、星形细胞、Müller细胞网络组成的内层生物单元构成，从而能够保持低渗环境。外层BRB

则由 RPE 细胞紧密连接组成。BRB 破坏导致液体渗漏、视网膜增厚及渗出，从而引起视网膜功能障碍及视力下降。

慢性血糖升高被普遍认为是导致糖尿病性视网膜病变及 DME 的最主要病理原因。血糖水平升高会导致细胞内葡萄糖增多，葡萄糖进一步与蛋白质、脂质及核酸形成晚期糖基化终产物（advanced glycation end-products，AGE）。AGE 受体表达于内皮细胞，称为 RAGE（receptor for AGE）。AGE 与 RAGE 的结合通过氧化应激反应，释放前炎性细胞因子，增加血管内皮生长因子-A（VEGF-A）表达，引起内皮功能障碍和 BRB 损害。

VEGF-A 于 1983 年被确定为一种分子量为 34 ～ 42 kDa 的蛋白质，该蛋白质能够诱导显著的血管渗漏。从分子水平加以比较，VEGF-A 诱导血管渗漏的能力是组胺的 50 000 倍。胎肝激酶-1（FLK-1）是一种酪氨酸受体，它被认为是介导 VEGF-A 产生血管渗漏及新生血管生成的主要介质。玻璃体内及前房中 VEGF-A 水平升高被认为与 DME 的严重程度相关，目前其已经被公认为 DME 发病机制中的一个重要因素。

其他与 DME 病理机制有关的血管活性因子包括蛋白激酶 C（PKC）及血管紧张素 Ⅱ（A Ⅱ），均属于同一个丝氨酸-苏氨酸激酶家族。它们在糖尿病患者中表达上调，并通过增加血管内皮素的表达提高血管渗透性并减少视网膜血流。血管内皮素与周细胞上的受体可以相互作用，引起视网膜微血管胞内钙介导的血管收缩。A Ⅱ 则直接刺激内皮细胞分泌 VEGF。靶向 PKC 及 A Ⅱ 的治疗已在动物糖尿病模型中被证明能减少视网膜血管改变。

还有很多导致 DME 发病机制的因子。随着靶向治疗的发展将指导 DME 治疗的更新。对 BRB 破坏的深入理解肯定会有助于发现局部和全身治疗 DME 的新方法。

三、糖尿病性黄斑水肿的药物治疗

治疗糖尿病性黄斑水肿（DME）的方法有几种。视网膜激光光凝及手术干预将在以后的章节讲述。目前非手术治疗方法包括全身风险因素调控、局部滴眼液、玻璃体腔内注射糖皮质激素及抗 VEGF 制剂。这些治疗方法总结于表 5-1 中。

表 5-1　治疗 DME 相关方法的优缺点及相关文献

治疗	优缺点	文献支持
全身危险因素调控		
血糖控制	降低视网膜病、肾病及神经性疾病的发病率	Diabetes Control and Complications Trial（DCCT）
	增加低血糖事件风险	UK Prospective Diabetes Study（UKPDS）Action to Control Cardiovascular Risk in Diabetes（ACCORD）
血压控制	降低心脏病发作风险	Wisconsin Epidemiological Study of Diabetic Retinopathy（WESDR）
肾素血管紧张素系统（RAS）	降低视网膜病进展风险	Diabetic Retinopathy Candesartan Trials（DIRECT）European Controlled Trial of Lisinopril in Insulin-Dependent Diabetes（EUCLID）

续表

治疗	优缺点	文献支持
降脂药	降低视网膜病进展、DME及心血管疾病风险	Fenofi brate Intervention and Event Lowering in Diabetes（FIELD） Action to Control Cardiovascular Risk in Diabetes（ACCORD）
局部治疗		
非甾体抗炎药及类固醇眼药水	治疗风险低 应用方便	非对照的回顾性研究
玻璃体腔内注药		
抗VEGF制剂	最大限度地提高视力及恢复解剖正常	RESTORE study BOLT study
	需要频繁随诊、重复治疗及存在潜在的长期全身性副作用	VISTA-DME and VIVID-DME trials
激素	提高视力，恢复解剖结构 对抗VEGF治疗无效的患者可作为替代 发生白内障和青光眼的风险	MEAD study BEVORDEX study Fluocinolone Acetonide for Diabetic Macular Edema（FAME） A and B studies

（一）全身控制

全身控制干预的主要目标是控制糖尿病视网膜病变及DME的发生，同时减少已存在上述情况患者的视力损伤。全身控制的关键在于血糖及血压的控制。最近，针对肾素-血管紧张素系统（renin-angiotensin system，RAS）的治疗及降脂药物进行了一系列研究，结果显示改善全身危险因素本身就可以显著的降低DME引起的视力丧失。

（二）血糖控制

最有效防止糖尿病视网膜病变进展的全身干预是血糖控制的改善，表现为糖化血红蛋白（glycosylated hemoglobin，HbA1c）的降低。这一点分别在1型糖尿病患者的糖尿病控制及并发症试验（Diabetes Control and Complications Trial，DCCT）和关于2型糖尿病患者的英国前瞻性糖尿病研究（UK Prospective Diabetes Study，UKPDS）中得到了证明。两项研究均显示，加强血糖控制可降低糖尿病视网膜病变的发病率并控制疾病进展。

毋庸置疑，加强血糖控制的同时也会增加低血糖事件发生的风险。此外，通过胰岛素及多种口服制剂严格控制血糖后可能会增加全因死亡率，因此，某项控制糖尿病心血管风险行动（action to control cardiovascular risk in diabetes，ACCORD）的试验被终止。尽管这一相关性一直受到质疑，但我们仍应认识到这一潜在风险是存在的。

我们承认对1型及2型糖尿病做到最优化的代谢控制是非常困难的。医疗、护理讲座通过提高患者教育等干预措施被证明对降低HbA1c水平有帮助。因为糖尿病是一种慢性疾病，良好的医患沟通，能帮助患者完全地理解自己的病情，促进患者对治疗依从性的认同是必不可少的。

美国糖尿病学会及欧洲糖尿病学会在2009年制定出了2型糖尿病的治疗指南。指南强调血糖控制目标为HbA1c＜7.0%，初始治疗包括改变生活方式及服用二甲双胍；若不能快速到达或维持目标血糖，应尽快增加其他口服药物；若口服药物不能达到治疗目标，则需早期开始胰岛素治疗。基于相关的治疗指南及临床试验结果，眼科医生应在每次随诊时注意查看患者的HbA1c情况并向患者强调代谢控制的重要性。

（三）血压控制

威斯康辛糖尿病视网膜病变流行病研究（Wisconsin Epidemiological Study of Diabetic Retinopathy，WESDR）等许多研究显示，高血压是DME的一个重要的危险因素。WESDR发现较高的舒张压增加了4年内糖尿病视网膜病变进展的风险。此外，UKPDS发现收缩压的改善减少了2型糖尿病患者接受视网膜激光光凝治疗的需求量。鉴于这两项及其他相关的研究，美国糖尿病学会推荐糖尿病患者将目标血压尽量控制在130/80mmHg以下。

（四）肾素–血管紧张素系统抑制

慢性高血糖激活眼部肾素血管紧张素系统导致AⅡ的过度表达。正如前文所述，AⅡ诱导VEGF释放，同时增加血管通透性，促进血管收缩。不少临床研究，如肾素血管紧张素系统研究（Renin-Angiotensin System Study，RASS）已经就针对该系统的药物及其治疗糖尿病视网膜病变的效果进行了评估。RASS比较了血压正常患者的糖尿病视网膜病在服用血管紧张素转换酶抑制剂依那普利、血管紧张素受体阻断剂洛沙坦及安慰剂5年中的进展情况。两种药物均显著减缓糖尿病视网膜病变的发展，且是独立于血糖水平及血压变化。相似的研究如糖尿病视网膜病变坎地沙坦试验（Diabetic Retinopathy Candesartan Trials，DIRECT）及欧洲胰岛素依赖糖尿病的赖诺普利临床对照试验（European Controlled Trial of Lisinopril in Insulin-Dependent Diabetes，EUCLID）也都显示良好地控制糖尿病有防止视网膜病变进展的效果。

（五）降脂药物

降脂治疗对降低糖尿病患者心血管疾病风险至关重要。他汀及贝特类药物能够减轻糖尿病视网膜病变患者的硬性渗出、微血管瘤及视力下降的风险。糖尿病患者非诺贝特干预及事件降低试验（Fenofibrate Intervention and Event Lowering in Diabetes，FIELD）中2型糖尿病患者出现DME和需要视网膜激光光凝治疗患者的比率有所下降，且非诺贝特的保护作用独立于血糖、血压及基线血脂水平。此外，ACCORD研究显示联合非诺贝特及他汀治疗较单独用他汀治疗能更有效地控制糖尿病视网膜病变的进展。因非诺贝特的这些药物作用独立于血脂浓度，所以有人对其作用机制提出了探讨。

（六）局部治疗

1. 非甾体抗炎药物（NSAID）　局部应用NSAID药物治疗DME目前主要是个案报道或非对照的回顾性研究。例如有一项纳入6只眼的病例研究发现，眼表滴用0.1%奈帕芬胺6个月后黄斑中心凹的平均厚度由417μm减少至267μm。作者同时报道其中4个案例有一定程度的视力改善，logMAR视力由0.78提升至0.67。这些研究结果推动了糖尿病视网膜病变临床研究网络（Diabetic Retinopathy Clinical Research Network，DRCRN）及国家眼科研究所（National Eye Institute，NEI）进一步展开了更大的对照研究，结果至今尚未发表。总之，多数临床医生均认为局部可使用NSAIDs治疗糖尿病患者与白内障手术相关的黄斑水肿，不管联合或不联合激素滴眼。如果1～3个月无反应或出现不良作用，则需进一步进行眼内注药或手术干预。

2. 类固醇 有小型非对照性研究发现，局部用类固醇类药物通常与局部非甾体类抗炎药联用能够改善DME患者术后视网膜厚度及视力。单用激素局部点眼治疗DME尚无相关研究，我们也不推荐。

3. 其他外用药物 人们对DME和其他眼底疾病的眼表用药治疗研究兴趣日益浓厚。局部保留药物治疗相比玻璃体腔注药或手术干预有很大优势。在动物模型中，雷珠单抗（Lucentis，Genentech，Inc.，San Francisco，CA）已被证明能够到达玻璃体腔及视网膜。另一些研究评估了将抗VEGF药物与不同的介质偶联能否提高眼表所使用制剂的穿透性。更令人振奋的是当前出现了一些针对DME其他病理因子的新型药物。例如，FOV-2304（Fovea Pharmaceuticals SA）是一种针对激肽释放酶-激肽系统（KKS）的滴眼液，该药物在糖尿病鼠中能够降低血管通透性。2011年已开展Ⅱ期随机安慰剂对照研究，用以评价FOV-2304的有效性和安全性，结果尚未公布。

（七）眼内药物治疗

随着眼内注射技术的进展，DME治疗有了巨大的改变。玻璃体腔内注射激素及抗VEGF制剂在改善视力方面优于视网膜激光光凝治疗，这使得DME治疗模式已今非昔比。

1. 激素 一些研究显示眼内注射激素，联合或不联合局灶/格栅视网膜光凝都是有效的。持续治疗时发生白内障及眼压升高（intraocular pressure，IOP）是激素治疗常见的重要不良反应，需要我们特别关注。糖尿病视网膜病变临床研究网（DRCRnet）已经研究玻璃体腔内注射曲安奈德对DME治疗的有效性。DRCRnet研究结果显示，曲安奈德联合局灶/格栅光凝对人工晶体眼的DME治疗效果优于单独激光治疗。然而，有晶体眼的患者与注射曲安奈德联合治疗效果与单独局灶/格栅激光治疗相当，因为前者更容易出现白内障及眼压（IOP）升高。

尽管曲安奈德的治疗尚未取得显著的成功，不过其他一些眼内激素也显示出了对DME治疗的有效性。MEAD研究就是一项为期3年的Ozurdex（地塞米松玻璃体内植入物；Allergan，Inc，Irvine，CA）随机、安慰剂对照研究，其研究的对象为中心凹受累的DME患者。Ozurdex是一种生物可降解植入物，通过一次性使用的22g针头的预装装置递送。在该研究中，约20%患者通过3年内4次Ozurdex注射，最佳矫正视力（best-corrected visual acuity，BCVA）较基线提高＞15个字母，已达到了美国食品及药品监督管理局（FDA）预定的主要有效性终点。然而，应提请注意的是约65%接受Ozurdex治疗后的患者出现白内障，而对照组这一概率仅为20%。

BEVORDEX研究比较了Ozurdex 0.7mg与贝伐单抗1.25mg（Avastin，Genentech，Inc.，South San Francisco，CA）对中心凹受累DME患者的治疗效果。两者视力提高的效果相似，均有40%患者的最佳矫正视力（BCVA）提高≥10个字母，而解剖学结果Ozurdex更优于贝伐单抗，黄斑中心厚度分别减少了187μm和122μm。况且Ozurdex注射次数较少，平均为 2.7 次，而贝伐单抗组为 8.6 次。与 MEAD 的研究类似，Ozuredex 治疗组患者白内障发生率高于抗 VEGF 治疗组，大约 1% 患者由于无法控制的高眼压接受了抗青光眼手术。综合这两项研究结果 Ozurdex 被 FDA 批准用于 DME 治疗。

2014 年 9 月 FDA 又批准了另一项治疗 DME 的玻璃体腔内激素药物 Iluvien（氟轻松，Alimera Science，Alpharetta，GA）。FDA 批文推荐中指出，应用 Iluvien 治疗前需要患者首先应用眼表激素显示没有显著的眼压升高才可以使用。Iluvien 是一种不易被腐蚀的圆柱形管状物，其中心为药物聚合物，通过 25g 针头眼内注射，在玻璃体腔内释放 0.19mg 氟轻松。它能在至少 3 年的时间内释放小剂量氟轻松。尚无全身药物吸收的报道。

氟轻松治疗黄斑水肿（fluocinolone acetonide for diabetic macular edema，FAME）的 A、B 两项研究表明，在 3 年的随访中，患者视力显著提高的比例达到 15 个字母，Iluvien 治疗组为 28%，而对照组仅为 19%。但 Iluvien 组超过 80% 患者出现了白内障，而对照组只有 50%。不过出现白内障接受手术后，视力改善没有受到影响。Iluvien 组 4.8% 的患者需接受手术降低眼压，而安慰剂组仅为 0.5%。亚组分析显示 Iluvien 对慢性 DME 患者更有效，尽管接受了激光光凝治疗，但效果可持续超过 3 年之久。

我们在应用玻璃体腔内注射激素治疗 DME 前有许多因素需要考虑。经济问题是一个重要的方面，在美国，Ozurdex 及 Iluvien 产品分别需要花费 2000 美元及 8000 美元。不过，药物作用的持续时间长可以减少频繁复诊的负担。总之，玻璃体腔内注射激素似乎是治疗人工晶体眼患者中心凹受累的 DME 最有效的方法，因为其发生青光眼的风险较低。

2. 抗 VEGF 治疗　VEGF 是 DME 发病机制中的一个重要因素. 所以玻璃体腔内抗 VEFG 可以非常成功的治疗 DME。目前主要治疗 DME 的抗 VEGF 制剂有 3 种，包括贝伐单抗（avastin，Genentech Inc.，San Francisco，CA，USA），雷珠单抗及阿柏西普（aflibercept，Regeneron Pharmaceuticals，Inc.，Tarrytown，NY，USA）。尽管在 ETDRS 研究中显示激光光凝能够防止 DME 进一步的视力丧失，但是还有许多研究验证了抗 VEGF 药物改善视力疗效优于激光治疗，尤其在中心凹受累的 DME 患者中效果更明显。

雷珠单抗是一种重组人源化抗体片段，对 VEGF-A 的所有异构体均有作用，是目前在治疗 DME 方面研究最多的抗 VEGF 制剂。RESTORE 研究是 2011 年发表的随机双盲多中心对照研究，对使用 0.5mg 雷珠单抗单独治疗、联合激光治疗和单独激光治疗 3 种方法进行了比较。结果显示第 12 个月，雷珠单抗单独治疗组最佳矫正视力（BCVA）平均提高 6.1 个字母，联合治疗组为 5.9 个字母，而单独激光治疗组仅为 0.8 个字母。DRCRnet 研究随访 2 年的结果大致与之相同，接受雷珠单抗治疗组，不管联合或不联合即时的激光治疗，其患者的最佳矫正视力（BCVA）均较单独激光治疗提高 5 个字母。

基于 RIDE 和 RISE 试验结果，FDA 在 2012 年 8 月批准雷珠单抗用于治疗 DME。这些试验时间为期都是 3 年，设计包括平行、双盲、安慰剂对照研究，主要评估玻璃体腔内注射雷珠单抗的有效性及安全性，必要时进行挽救性激光治疗。研究进行到 24 个月时，RIDE 试验中 34% 的患者及 RISE 试验中 45% 的患者最佳矫正视力（BCVA）提高了至少 15 个字母，而对照组 18% 患者提高了 12 个字母。3 年试验阶段均维持着视力的获益。基于这些研究，目前普遍认为雷珠单抗对治疗 DME 更有效。

　　贝伐单抗是一种重组人源化全长抗体，对所有类型VEGF-A均有活性。虽然它现在尚未被FDA批准用于DME治疗，却已有试验证明其有疗效。2007年DRCR网发表了它的Ⅱ期前瞻性随机多中心临床研究结果，评估其安全性及DME的潜在获益。该研究表明贝伐单抗在改善黄斑中心凹厚度及BCVA方面均有疗效，但观察时间仅有24周。2012年发表的BOLT研究也是一项前瞻性随机对照研究，它提供了贝伐单抗和黄斑激光治疗中心凹受累DME患者随访2年的数据。结果发现治疗2年后，贝伐单抗组BCVA提高了8.6个字母，而激光组仅降低了0.5个字母。此外，贝伐单抗组32%的患者视力提高≥15个字母，而激光组这一比例为4%。因为贝伐单抗价格较其他抗VEGF制剂便宜，因此许多临床医生更倾向在应用雷珠单抗或阿柏西普前使用贝伐单抗作为初始治疗。

　　阿柏西普是一种重组融合蛋白，将VEGF受体1和受体2的细胞外VEGF结合蛋白与人IgG免疫球蛋白Fc片段融合制成。基于Ⅲ期临床试验VISTA-DME及VIVID-DME的结果，FDA在2014年8月批准将其用于DME治疗。两组试验设计相类似，均为随机双盲研究，对比每月注射2mg阿柏西普与每2个月注射2mg阿柏西普（初始5次为每月给药）及激光光凝治疗（基线，随后按需治疗）的效果。1年后，每月治疗组和每2个月治疗组BCVA提高的字母数分别为12.5和10.7，激光组仅为0.2个字母。此外，阿柏西普治疗组分别有41%和31%的患者视力提高≥15个字母，而激光组只有8%。在初始5次的按月注射给药后，间隔4周和间隔8周注射阿柏西普具有相似的疗效。

　　目前比较各种抗VEGF药物的研究接踵而至。其中一项研究发现雷珠单抗及贝伐单抗12个月治疗后DME患者的BCVA获益相似，但雷珠单抗注射次数（7.7次）较贝伐单抗（9.8次）少。2015年2月DRCR网报道了3种抗VEGF药物对比的多中心随机对照研究结果，该研究评估了阿柏西普、雷珠单抗、贝伐单抗在视力、中心区域视网膜厚度改善方面的效果，约350例中心凹受累的DME患者进行了为期12个月的试验。DRCR网发现对轻度视力下降（20/32～20/40）的患者，3种药物均有效提高了视力并减少了中心视网膜厚度，然而，对视力20/50或更差的患者，阿柏西普比雷珠单抗和贝伐单抗具有更大的临床优势，特别是治疗后视力提高＞15个字母（Snellen视力表3行）患眼的比例，阿柏西普为67%，而雷珠单抗和贝伐单抗分别是50%和41%。该研究未对治疗费用进行比较，但提到了Medicare可承担的单次玻璃体腔注射的费用：阿柏西普（2.0mg剂量包装）的金额为1950美元，贝伐单抗为50美元（假设用10mg包装分装为1.25mg剂量的小包装），雷珠单抗为1200美元（0.3mg剂量包装），这使得费用成为影响患者选择的重要因素。

四、结论

　　从ETDRS的首份报告显示局灶/格栅光凝能够减少50%视力损失发表开始，DME的治疗一直在不断发展。对DME病理机制的进一步研究和更深入的了解，也促使更有效的治疗方法不断产生。专家通过小组讨论和文献回顾，认为基于大量研究证明抗VEGF药物治疗DME优于激光治疗，开始建立新的治疗推荐。一般推荐使用抗VEGF药物联合或不联合局灶/格栅光凝治疗中心凹受累且视力受损的DME患者，因为大量研究均证明抗VEGF药物可以提高BCVA。对中心凹未受累、视力无明显下降的患者，则仍可使用激光治疗。眼内激素作用目前尚不十分明确。多数临床医师将其作为初次治疗反应不佳、人工晶体眼且发生青光眼视神经病变风险小的患者的治疗选择。简化的治疗线路图见图 5-1。

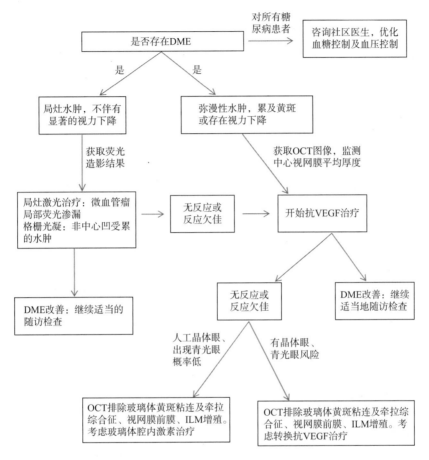

图 5-1　简化的 DME 治疗路线图

眼科医生现在手中有多种有效的 DME 治疗方法可以选择，治疗策略应根据患者做个性化处理。治疗费用、治疗次数、治疗反应都是决策中需要考虑的重要变量。今后进一步的研究将使 DME 的治疗方案更明确。

（李谷阳译　赵　晶审校）

参考文献（请扫描本书目录页二维码）

第6章
玻璃体-黄斑病变导致黄斑水肿的治疗方案

Matin Khoshnevis，J. Sebag

> **关键概念**
> - 玻璃体-黄斑牵拉综合征、黄斑区皱褶是黄斑水肿的常见原因，而这些疾病的基础是异常的玻璃体后脱离。
> - 对于因糖尿病视网膜病变、视网膜静脉阻塞及渗出性年龄相关性黄斑变性引起的黄斑水肿，玻璃体黄斑粘连是一个重要的危险因素。
> - 目前玻璃体手术是治疗玻璃体-黄斑病变导致的黄斑水肿的主要方式，但是不久的将来，玻璃体溶解药物可能取代手术并应用于其他更多眼底病并发的黄斑水肿治疗。

一、概述

黄斑水肿可以被广义地定义为由于液体在神经视网膜下聚积导致的黄斑区异常增厚。当外丛状层形成囊样结构时，我们称之为"黄斑囊样水肿"（CME）。黄斑囊样水肿可以由很多疾病导致，如糖尿病视网膜病变、视网膜静脉阻塞、渗出性年龄相关性黄斑变性、玻璃体-黄斑牵拉综合征等。黄斑囊样水肿在造影中的表现为黄斑区呈花瓣样强荧光。而个例报道中黄斑水肿往往由某一确定病因导致。以下我们要讨论的是玻璃体病变在黄斑水肿形成中的重要作用。

所有玻璃体-黄斑病变的标志是玻璃体-黄斑粘连（vitreo-macular adhesion，VMA）；当这种牵拉外力使得黄斑区结构发生改变就称作"玻璃体-黄斑牵拉"（vitreo-macular traction，VMT）。事实上，VMA是广泛存在的，OCT在检测VMA上比生物显微镜有明显的优势，它能够发现30%生物显微镜所检测不到的VMA。关于玻璃体后脱离的病理学研究显示，42%的病例在内层视网膜上存在玻璃体后皮质的残留（图6-1）。

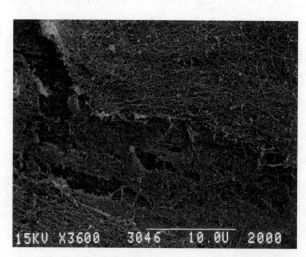

图6-1　电镜下人的玻璃体后皮质由致密的胶原组织构成（翻印自Sebag p266）标尺=10μm

VMA和VMT通过不同机制影响黄斑区。在VMA的病例中，牵拉力是造成VMT的主要原因。异常的玻璃体后脱离会引起持续性VMA病例中玻璃体后皮质和内界膜之间产生切向及轴向的牵拉力。

本章主要阐述玻璃体随年龄在生化、结构、生理学上的改变，玻璃体后脱离（posterior vitreous detachment，PVD）及导致VMT的异常PVD。指出VMA在年龄相关的黄斑变性和糖尿病性黄斑水肿中所起的作用。最后还将介绍玻璃体-黄斑病变的药物治疗，手术部分在此章中不作重点介绍。

二、玻璃体的生化与结构

构成玻璃体的主要成分是水，玻璃体中水的含量超过98%。而其中15%～20%的水黏附在黏多糖、主要是透明质酸上。玻璃体中另外一种大分子物质是胶原。胶原和透明质酸在不同个体中浓度的差异使得玻璃体的流动性有所不同。

玻璃体中三种主要的黏多糖是透明质酸、硫酸软骨素和硫酸肝素。

1.透明质酸 是人玻璃体中最主要的黏多糖成分。透明质酸从人一出生便开始自身合成，到成年时达到稳定。透明质酸不会在细胞外降解，但因为其会溢到眼前节，故在玻璃体内的浓度也基本保持稳定状态。透明质酸的作用类似于离子交换树脂，使眼内的离子发生静电相互作用，并且对一些稳定的电解质发生静电包裹作用。这种相互作用机制解释了透明质酸在玻璃体内的作用主要是为了影响离子的转运、分布、渗透压和电位。

2.硫酸软骨素 同样是玻璃体细胞外基质重要的组成部分。在玻璃体中，硫酸软骨素起到了为透明质酸和胶原间牵连搭桥的作用。有研究显示一种名为聚糖的硫酸软骨素在Wagner玻璃体视网膜萎缩中发生了病理突变。

3.硫酸肝素 是一种可更新的蛋白聚糖，只存在于一小部分人的玻璃体中。据推测它的作用是使玻璃体中的胶原纤维保持一定距离以维持玻璃体的透明性。

玻璃体胶原中75%为Ⅱ型胶原。Stickler综合征是由COL2A1外显子2的突变引起的，这种突变会导致玻璃体液化，从而增加视网膜脱离的危险。Ⅳ型胶原占玻璃体胶原中的10%～15%，与Ⅱ型胶原纤维及其他胶原相互作用。有研究推断年龄相关性黄斑变性许多重要表现与Ⅸ型胶原的数量和位置改变有关。Ⅴ型及Ⅺ型胶原的混合体占据了玻璃体胶原剩余的10%。Ⅱ型胶原与Ⅴ/Ⅺ型胶原常联合在一起组成异型胶原结构，帮助玻璃体胶原分子保持适当的距离，减少光线的散射。

玻璃体结构的维持依仗于透明质酸与胶原分子的相互作用而形成的相关网状结构。胶原纤维提供稳定的框架，里面填充着亲水

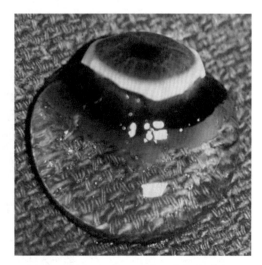

图6-2 一名9岁孩子尸检中获得的玻璃体

巩膜及视网膜已经被去除，玻璃体与眼前节组织紧紧黏附。图中的灰色区域是锯齿缘，因为与玻璃体粘连紧密无法去除。年轻人的玻璃体几乎是一个完整的胶冻样结构，尽管眼球被置于手术治疗巾上暴露于空气中，玻璃体依旧保持着完整的形态（获许翻印自Sebag封面页）

性的透明质酸，在人年轻的时候保持着一种稳定的胶冻状态（图6-2）。如果将胶原纤维从玻璃体中提取走，透明质酸就会转变成一种黏性液体；如果没有透明质酸，那么胶冻样结构就会发生皱缩。Ⅱ型胶原富含蛋白多糖，两者存在很强的相互作用。有研究显示蛋白多糖对于胶原有重要的稳定作用。Swann等推测：在透明质酸和胶原的相互作用中还存在着第三种大分子，它在蛋白多糖之间起到连接的作用。有多项研究均指出透明质酸与连接蛋白间存在相互作用，形成透明质酸糖蛋白复合体，例如透明质酸粘连蛋白。这些结构使得玻璃体胶原间保持一定距离来减少光线散射，保证玻璃体的透明性。

　　玻璃体视网膜交界面由内界膜和玻璃体后皮质组成（图6-1），层粘连蛋白、纤维连接蛋白和其他成分则位于玻璃体细胞外的基质之中。Opticin是一种存在于玻璃体-视网膜交界面上的结构蛋白，其在玻璃体视网膜粘连及防止新生血管增殖中扮演着重要的角色。

三、年龄与玻璃体后脱离

　　随着年龄的增长，玻璃体的状态会因为胶原/蛋白多糖的成分及结构变化而发生明显

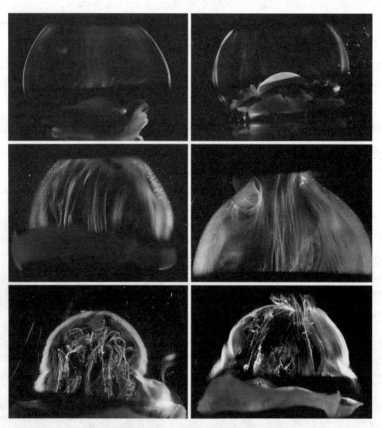

图6-3　玻璃体结构随年龄而改变

　　裂隙灯在暗背景下观察新鲜的去掉巩膜、网膜、脉络膜的未固定的玻璃体，发现玻璃体与眼前节连接紧密。裂隙灯放在90°水平的时候可以最大限度地观察到丁达尔现象。本图标本眼前节在下面，眼后节在上面。上排：左图是一位11岁女孩的玻璃体，右图是14岁男孩的玻璃体，玻璃体质地均匀，未见裂隙光明显散射，仅周边可见较致密的玻璃体皮质。晶体后极清晰可见。中排：左图是56岁，右图是59岁人的玻璃体结构，可以看到玻璃体中央前后轴向排布的纤维，此时透明质酸分子未同胶原纤维分离，存在交叉连接与聚集。下排：两图为88岁女性的玻璃体，可观察到进入老年后，玻璃体中央的纤维增厚、变扭曲。这些纤维旁是液化的玻璃体，有时候会形成腔隙样结构（选自 Sebag et al）

的改变（图6-3）。在非糖尿病的人群中，玻璃体内胶原的半衰期和皮肤一样平均为15年。在老年人尤其是糖尿病患者中，玻璃体中戊糖素及晚期糖基化终产物（AGEs）的含量急剧增长。透明质酸和硫酸软骨素附着在构成蛋白多糖的核心蛋白上，随着年龄增长它们都会发生显著的结构变化。硫酸软骨素主要与Ⅸ型胶原发生相互作用，影响胶原的凝集，而硫酸肝素（HS）主要作用于玻璃体视网膜交界面。

40岁以后玻璃体内胶冻样结构明显减少而液体含量明显增多，玻璃体向中间聚集。玻璃体内会形成一个个包裹着液体的口袋样结构，Oksala利用B超探测中老年人玻璃体内胶体-液体交界，称之为"腔隙"。最近一些基于OCT的研究表明后节内的腔隙样结构并非我们以往认为的年龄相关的玻璃体液化，在年轻人玻璃体中发现了一种黄斑前的囊样结构。尽管如此，年龄依旧是增加玻璃体液化及腔隙形成的主要因素，玻璃体内液体随眼球运动不断正向、逆向的运动，最终造成了玻璃体的塌陷，打破了玻璃体内的稳定状态。当玻璃体液化显著增加并且伴随玻璃体后皮质与视网膜内界膜的粘连减弱时，玻璃体后脱离就发生了，这种玻璃体后脱离并非病理性的改变。

最常见的玻璃体后脱离原因是年龄的增长，还有近视、糖尿病，一些其他疾病（如马方综合征、Ehlers-Danlos综合征、Stickler综合征）也会是促发因素。晶体摘除手术造成完全玻璃体后脱离的风险比较高。另有研究表明晶状体后囊完整的重要性。最近有一项回顾性研究显示，在白内障术后未发生玻璃体后脱离的575只眼中，分别于术后3个月、6个月、12个月、24个月及36个月这5个时间点观察，结果发生玻璃体后脱离的比例分别为5%、8%、11%、18%和30%。造成这一现象的原因可能是术后后囊不完整造成透明质酸弥散到前房，从而造成玻璃体内透明质酸浓度降低。透明质酸的流失导致玻璃体黏弹性降低及减震性能减低，那么在眼睛扫视运动和头部运动时，传导给玻璃体视网膜的力就会增加。在玻璃体后脱离过程中，紧密的玻璃体-视网膜粘连可能会造成严重的后果。

四、异常的玻璃体后脱离

当玻璃体液化的速度超过视网膜-玻璃体紧密连接减弱的速度时，就会在玻璃体-视网膜交界处产生牵拉力，从而造成不同病理后果，我们统称为异常玻璃体后脱离（anomalous PVD，APVD）。全层APVD指的是全部的玻璃体后皮质黏附在视网膜上，如玻璃体-黄斑牵拉综合征或视网膜劈裂脱离，部分APVD指的是部分玻璃体后皮质粘贴在视网膜上，我们称之为玻璃体劈裂（vitreoschisis，VS；图6-4）。图6-5指出异常玻璃体

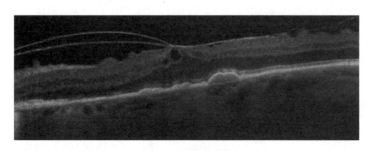

图6-4　玻璃体劈裂

在SD-OCT图中显示了人玻璃体-视网膜交界面上玻璃体后皮质的开裂，称作玻璃体劈裂（图片提供Jay Duker MD）

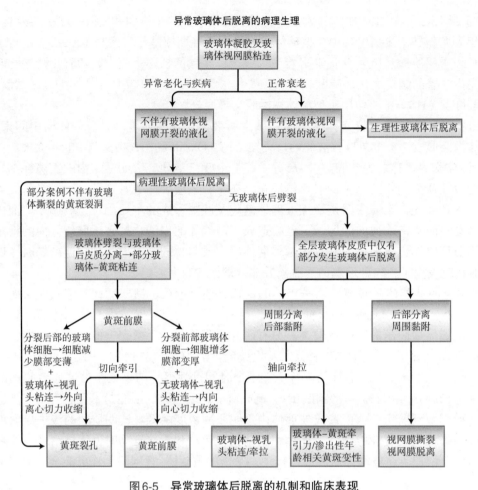

图6-5　异常玻璃体后脱离的机制和临床表现
临床表现的差异取决于玻璃体液化程度的不同及玻璃体后皮质粘连的位置

后脱离所造成的后果差异取决于玻璃体液化的最大面积及玻璃体后皮质与视网膜紧密黏附的位置。尽管周边视网膜与视盘处的异常玻璃体后脱离也很重要，但本章我们主要讨论的是黄斑区APVD的病理改变。讨论内容包括异常玻璃体后脱离的发生原因及与年龄相关的渗出性黄斑变性、糖尿病视网膜病变、视网膜静脉阻塞等疾病的病理过程中玻璃体-黄斑粘连造成的黄斑区潜在的病理改变。

五、原发性玻璃体黄斑疾病（异常玻璃体后脱离为主要病因）

（一）玻璃体黄斑牵拉

玻璃体黄斑牵拉（VMT）的定义是由于玻璃体黄斑粘连所造成的黄斑区潜在性结构改变。国际玻璃体黄斑牵拉研究组（International Vitreomacular Traction Study，IVTS）在2012年会议上达成共识，基于OCT上黄斑区解剖结构的改变重新对玻璃体黄斑牵拉进行分型，诊断玻璃体黄斑牵拉必须满足以下条件：①中心凹外玻璃体后皮质从视网膜表面脱离；②中心凹3mm范围内存在玻璃体后皮质与黄斑区的粘连；③中心凹表面变形、视网膜内部结构改变或RPE凹陷处的升高改变，或者这些改变同时存在。

　　玻璃体黄斑牵拉可根据玻璃体粘连范围大小分型：粘连范围＜1500μm的为中心凹型；粘连范围＞1500μm的为广泛型。

　　经典模式的玻璃体黄斑牵拉是玻璃体后皮质与周边视网膜分离，但同时与后极部视网膜粘连，造成宽基底的前后轴方向上的粘连，形成一种包绕黄斑区和视神经的哑铃状结构（图6-6）。图中可见玻璃体与黄斑有几个视盘大小的粘连区域。还可观察到黄斑前膜及黄斑水肿造成的黄斑区荧光渗漏。如果玻璃体黄斑牵拉比较严重，该牵拉力会造成黄斑区视网膜脱离（图6-6）。大多数患者症状会随时间而逐渐加重，但是一般不会发展成黄斑区全层裂孔。玻璃体黄斑手术可解除这种牵拉力，实现解剖复位达到视力改善的目的。有一些白内障术后黄斑囊样水肿的病例，这种中心凹处的异常玻璃体后脱离可能会导致玻璃体黄斑牵拉，从而导致黄斑水肿的发生。

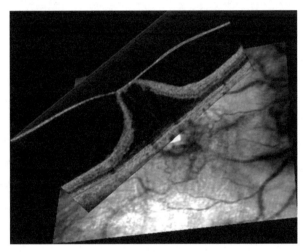

图6-6　异常玻璃体后脱离导致玻璃体黄斑牵拉。持续的玻璃体黄斑粘连会导致前后轴方向上的牵拉力，从而引起黄斑中心凹处脱离

（二）黄斑裂孔（MH）

　　全层黄斑裂孔（full-thickness macular hole，FTMH）指的是黄斑中心凹区域视网膜从RPE层到内界膜层的神经视网膜全层缺损，通常经过OCT即可诊断。现确切发病机制不明，有多种病因学说，如玻璃体牵拉、外伤、中心凹退行性改变、高度近视、玻璃体后脱离造成的网膜变薄等。IVTS通过黄斑孔大小（≤250μm，＞250μm且＜400μm，≥400μm）、玻璃体状态（有无VMA），以及原发或继发将FTMH进行分类，如一级或二级。这些分类对于药物及手术治疗的预后估计具有重要价值。

　　典型的黄斑裂孔一般不并发黄斑水肿，黄斑裂孔周围的囊样改变一般是因为牵拉力造成的而不是渗出造成的。切线牵拉力学说指出：中心凹旁玻璃体后皮质皱缩包括全层黄斑裂孔的形成分为4个阶段。玻璃体切线牵拉力的产生机制可能是液化玻璃体的运动及逆流、玻璃体皮质的细胞重构、玻璃体溶解后剩余锥形皮质的收缩。实际上，在一半黄斑裂孔的患者中我们可以发现玻璃体溶解现象。另外，玻璃体与视盘的粘连也在黄斑裂孔的形成中起着重要作用，88.2%黄斑裂孔患者中发现玻璃体视盘的粘连。此种粘连在黄斑板层裂孔和黄斑前膜中更为常见。该现象提示玻璃体视盘粘连可能影响了黄斑区切线的受力方向，这一离心（向外）方向的力造成了黄斑裂孔、黄斑板层裂孔及网膜层间囊样水肿。相对比而言，黄斑前膜患者中玻璃体视盘牵拉的现象就比较少，因为黄斑切线受力的方向是向心（向内）的。

（三）黄斑前膜（MP）

当玻璃体溶解和异常玻璃体后脱离同时出现时，玻璃体有一层膜会留在黄斑表面，这就是我们通常所说的视网膜前膜（epiretinal membrane，ERM）。但"视网膜前膜"这种描述并不准确，原因有2个。第一"epiretinal"中文翻译多为视网膜上膜，这一词的前缀"epi-"通常指的是某物的旁边，在这里指的是视网膜旁边，也包括视网膜下。但我们所说的黄斑前膜并不包括网膜下的结构；第二，本章讨论的是黄斑病变，并非视网膜病变，因此在本章中我们会用"黄斑前膜"的说法来代替"特发性视网膜前膜"（idiopathic ERM），因为正如我们所知其病因是玻璃体。

当玻璃体溶解和异常玻璃体后脱离同时发生时，就会造成黄斑前膜。黄斑前膜的症状包括视物变形及视力下降。光学显微镜下这层膜是由星形胶质细胞和视网膜色素上皮层细胞构成的，但也有其他形态的细胞出现，比如玻璃体细胞。Zhao等通过观察79例黄斑前膜及黄斑玻璃体牵拉患者的内界膜，发现玻璃体细胞是前膜主要构成的细胞之一。这些细胞会引发单核细胞从循环中迁移、从而增加膜内的单核细胞的数量。Sebag推测当玻璃体溶解和玻璃体后皮质脱离发生时，会产生一层较厚的富含细胞的膜。最近的研究表明一般黄斑前膜的患眼常伴有多处局部网膜的皱缩，从而导致网膜水肿，特别是黄斑区的增厚。有40%黄斑前膜眼有视网膜内囊肿，虽然还没有搞清楚牵拉是否是这些囊肿所致，如黄斑裂孔、渗出性病变及黄斑水肿等原因。

黄斑前膜会导致黄斑区功能的障碍，其原因可能为视网膜神经层的损伤，特别是在光感受器内节和外节的部位。随着时间的推移，黄斑前膜的收缩会导致血-视网膜屏障受损，从而造成渗出，如图6-7的荧光造影所示的那样。细胞外液体的渗出和聚集导致了黄

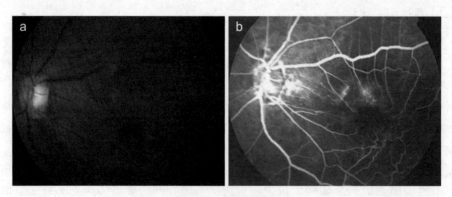

图6-7　黄斑前膜

a.是一位65岁男性黄斑前膜患者的彩色眼底相；b.黄斑前膜导致血-视网膜屏障受损，从而在荧光造影中显示黄斑水肿和荧光渗漏

斑囊样改变，特别是慢性黄斑前膜的患者比较容易出现该现象。因此，黄斑前膜造成的视物变形和视力下降显著，患者会有明显的主诉。

玻璃体手术对于黄斑前膜有明确的效用，它可以使黄斑变形程度减轻或消失，缓解黄斑水肿，恢复黄斑区正常的厚度和功能。在术后黄斑区厚度恢复正常的病例可达94%，患者中87%的人视力得到了提高。玻璃体溶解的药物对于黄斑前膜没有明显效果，相反黄斑前膜是这类治疗的禁忌证（后面有详述）。

六、与玻璃体黄斑病变相关的合并症（玻璃体病变）

（一）年龄相关性渗出性黄斑变性的玻璃体改变

有研究表明玻璃体视网膜粘连和牵拉参与了年龄相关渗出性黄斑变性的病理改变。持续性玻璃体视网膜粘连伴异常的玻璃体后脱离促使脉络膜新生血管的生成，完全的玻璃体后脱离对于渗出性黄斑变性，也就是湿性黄斑变性有预防作用。有临床研究显示干性黄斑变性患者中玻璃体后脱离的出现率是湿性黄斑变性患者的2倍（B超诊断），而湿性黄斑变性患者玻璃体-黄斑粘连的存在概率是干性黄斑变性患者的5倍（OCT诊断）。这一点在随后的两个独立研究中也得到了证实。而另一项涉及1025篇相关文章的meta分析也指出湿性黄斑变性出现玻璃体黄斑粘连的概率是干性的2倍，而且湿性黄斑变性出现玻璃体后脱离概率较少。因此，虽然至今发病的机制还不明确，但异常的玻璃体后脱离似乎是发生年龄相关性湿性黄斑变性的危险因素之一。最近一项研究观察了30只玻璃体黄斑粘连伴玻璃体后皮质浅脱的研究眼（25例患者），有88.2%的研究眼其粘连区域与视网膜血管瘤样增殖（RAP）区域相一致。73.3%的玻璃体视网膜牵拉患者发生了脉络膜新生血管膜。另外，观察到玻璃体视盘粘连的患者占比也在83.3%，出现概率几乎与黄斑裂孔患者持平。玻璃体视盘粘连处玻璃体后皮质分离，造成了玻璃体劈裂。

（二）糖尿病性黄斑水肿（DME）的玻璃体改变

糖尿病会造成玻璃体生化和结构的改变，这种改变在增殖性糖尿病玻璃体视网膜病变的发生机制中起到了一定作用。超声及组织病理学均证实玻璃体劈裂会发生在增殖期糖尿病视网膜病变及糖尿病性黄斑水肿的患者中；另外，黄斑水肿是造成糖尿病视网膜病变视力下降的主要原因。而在糖尿病性黄斑水肿患者中，细胞活素及趋化因子例如VEGF、成纤维细胞生长因子-2、蛋白激酶C会导致玻璃体细胞及星形胶质细胞在玻璃体后皮质增殖。临床相关研究显示手术切除玻璃体后皮质会降低DME患者视网膜缺血程度及血管通透性。玻璃体后皮质切除手术不仅解除了玻璃体视网膜牵拉，同样去掉了玻璃体里藏匿的各种会引起DME的因子。最近的研究表明糖尿病患者玻璃体内的炎性因子比非糖尿病人群更多。尤其是玻璃体内白细胞介素-1β（IL-1β），细胞凋亡蛋白酶1（caspase 1）和趋化因子显著增加，以上现象提示了轻度慢性炎症是DME发病机制之一。TNF-α作为一种增加血管通透性的因子，也存在于糖尿病患者的玻璃体内。还有一些促进上皮黏附性的分子也会引起糖尿病性黄斑水肿，这些因子破坏了血-视网膜屏障，例如ICAM-1、VCAM-1、血小板-内皮细胞黏附分子1（PECAM-1），还有P-选择素（P-selectin）。

（三）视网膜静脉阻塞（RVO）性黄斑水肿的玻璃体改变

在全球范围内，有1390万人正受到视网膜分支静脉阻塞（branch retinal vein occlusion，BRVO）的困扰，有250万人正在遭受视网膜中央静脉阻塞（central retinal vein occlusion，CRVO）的折磨，CRVO患者中男女比例均等，平均年龄65岁。在超过80岁的人群中，有5%会发生视网膜静脉阻塞。尽管高血压、心血管疾病、高脂血症、糖尿病、高凝状态、血栓、炎性疾病等均与RVO的发病相关，但RVO发病的主要危险因素是动脉硬化。

视网膜静脉血栓引起远端血管内压力升高及阻塞，压力传导至毛细血管增加跨壁静水压，使液体进入细胞外间隙导致血管渗漏。网膜组织缺氧释放出细胞因子如VEGF，可破坏血-视网膜屏障，导致CRVO或BRVO的发生。虽然视网膜静脉阻塞的病因未被完全阐明，但一般认为玻璃体的改变是发病因素之一。缺血性CRVO患者如果并发玻璃体视乳头粘连的话，会继发神经上皮脱离引起黄斑水肿。出血性CRVO患者中，玻璃体视盘粘连可能会引起成纤维细胞在粘连周围聚集从而导致视乳头周围纤维组织增殖。

尽管现在对待RVO引起的黄斑水肿的主流疗法是玻璃体腔注射抗VEGF药物，玻璃体切割术对于非缺血性CRVO、BRVO仍有一定优势。另外，自体纤溶酶溶解玻璃体，诱导形成玻璃体后脱离会有效减少BRVO引起的黄斑水肿，88%患眼视力会因此得到提高。这项研究提示了玻璃体皮质及PVD状态对BRVO的影响，建议未来的研究应该围绕玻璃体溶解药物是否可以成为治疗其他RVO黄斑水肿的手段来进行。

七、治疗

（一）手术治疗

手术治疗部分会在本书的其他部分详述，在本章中我们仅强调两点：染色下内界膜剥除术和重复手术。

1.染色下内界膜剥除术　染色剥膜是指将视网膜内界膜（ILM）染色帮助剥膜完整的技术。这项技术在黄斑裂孔手术中很受欢迎，使用吲哚菁绿染色后黄斑裂孔的闭合率高达94%，使用台盼蓝染色也可以使裂孔闭合率达到89%。

不过，染色下内界膜剥除术在黄斑前膜（MP）手术中的应用仍存有争议。其原因为无法完全切除ILM而导致的MP术后高复发率。其治疗方式应为黄斑前膜手术剥除内界膜，其意义在于防止玻璃体劈裂并能够帮助完整剥除视网膜前膜。因为去除了细胞增殖的支架，所以剥除内界膜还会减少黄斑前膜的复发概率。

2.黄斑裂孔和黄斑前膜的重复手术　玻璃体后皮质剥离的不完全会造成黄斑裂孔手术失败，而亚临床期的黄斑前膜会引起孔周残余切向的牵拉力或不完全胶质细胞增生。当黄斑裂孔解剖复位后，这些因素又会导致黄斑裂孔重新产生，有的甚至发生在数年后。黄斑前膜的发展与黄斑裂孔的复发相关，因为黄斑前膜产生的切向牵拉力会导致黄斑中心凹处发生开裂。

复发的黄斑裂孔较非复发的黄斑裂孔发生黄斑水肿的概率高7倍，其病因中炎性纤维蛋白溶解为主要因素。玻璃体切割手术后2年白内障的发生概率高达76%，而黄斑裂孔术后再行白内障摘除手术后6个月内黄斑裂孔复发的概率也较高。对此专家们解释是白内障术后是炎症因子介导的炎症反应破坏了血-视网膜屏障，从而引起黄斑水肿或黄斑前膜进展。为了避免这项并发症的出现，一些手术医师提出应在行黄斑裂孔手术时联合进行超声乳化手术。此外，YAG激光后囊切开术也与黄斑裂孔复发有一定关系，其可能的机制不十分明确，有人考虑可能与激光脉冲导致中心凹周围玻璃体收缩有关。

再次手术成功的关键是黄斑前膜去除的是否完整。其方法如下：染色下内界膜剥除术可以用吲哚菁绿、台盼蓝，也可以用曲安奈德、亮蓝G作染料染色。为确保黄斑中心剥膜完全，通常内界膜的撕除范围会延伸至血管弓。不过，重复手术可能会导致严重的视力受损，患者通常会主诉术后立即产生盲点。体征检查发现瞳孔传入障碍（afferent pupillary defect，APD）和视野受损。这可能是由于术中剥膜损伤了视网膜的神经纤维层，使内层神经视网膜发生病变（inner retinal optic neuropathy，IRON）。不同于缺血性视神经病变，IRON的视野损害不典型，也没有视盘水肿。有研究显示，如果再次手术的时间距离第一次手术时间在6个月以上，IRON的发生概率会显著减少，推测其可能的原因是视网膜内界膜对内层视网膜具有保护作用，它的再次合成需要数月的时间。

（二）药物治疗

1.视网膜静脉阻塞（RVO）引起的黄斑水肿（ME） 最近几年对于RVO引起的黄斑水肿主流的治疗手段是抗VEGF药物注射，如雷珠单抗、贝伐单抗或阿柏西普。频繁的球内注射治疗固然带来了疗效，但黄斑水肿一旦复发往往比原发时更为严重。抗VEGF药物会导致神经毒性及视网膜缺血。除此之外，激光下脉络膜视网膜吻合，视网膜血管内t-PA注射，以及放射状视神经切开术或动静脉鞘膜切开术等治疗方案被广泛认可。之前提及了RVO与玻璃体之间的相互影响，因此由玻璃体切割术及纤溶药物诱导的PVD可以作为治疗RVO引起的ME的辅助手段。

2.糖尿病性黄斑水肿（DME） 糖尿病性黄斑水肿是引起1型及2型糖尿病患者视力下降的主要原因。类固醇激素的应用可以抑制炎性细胞的增殖和迁移，抑制许多有关白细胞稳定性的炎性因子的上调，抑制血-视网膜屏障的破坏，不过重复注射激素也有许多不良反应。目前抗VEGF药物注射治疗DME已经得到FDA的认可，因为研究表明球内注射雷珠单抗、贝伐单抗、哌加他尼钠显示出了很好的临床疗效。最近的研究表明阿柏西普疗效更优于雷珠单抗，而雷珠单抗的效果优于贝伐单抗。

玻璃体状态的改变，包括玻璃体黄斑粘连和玻璃体黄斑牵拉（如前所述）对于DME的发病起着重要的作用。有证据显示甚至在亚临床期的中心凹周围玻璃体后脱离对于DME都有重要影响。因此，玻璃体溶解药物诱导玻璃体后脱离的方法可以用于DME的治疗。

3.年龄相关性黄斑变性（AMD）引起的黄斑水肿 年龄相关性湿性黄斑变性患者的脉络膜新生血管渗漏会在视网膜内及视网膜下形成积液。在湿性AMD患者中，黄斑水肿越重则视力越差。雷珠单抗玻璃体腔内注射可明显降低黄斑水肿的程度（包括视网膜内和视网膜下的液体），甚至注射1天后就可以看到效果。临床研究显示抗VEGF治疗可以显著降低中心视网膜厚度，提高视力。但需要指出的是，基于黄斑水肿病例新生血管的研究，有黄斑水肿虽然消退而视力并没有明显改善的情况，该视力减退的原因可能是因为光感受器细胞的凋亡、RPE细胞的损失、纤维瘢痕的产生或其他不可逆的改变。

玻璃体病变在湿性AMD发病中的重要作用在前面已介绍。玻璃体在湿性AMD治疗中也同样有意义。在VMA眼中，粘连的玻璃体后皮质会形成一道屏障影响黄斑区氧气和营养物质的流入并促进血管生成因子的流出。一项涉及110个湿性AMD眼的研究显示，不伴有VMA眼在注射抗VEGF药物后视力有明显提高（$P < 0.05$），而有VMA眼视力则没有明显提高，而且玻璃体后脱离眼需要的治疗次数往往更少。这项结论在另一项研究中亦得到证实。因此诱导玻璃体后脱离不仅对于湿性AMD发病能产生好的作用，同样可以对其药物治疗产生积极作用。最近有一项关于玻璃体溶解药物Ocriplasmin的研究，研究对象是同时伴有湿性AMD和VMA的100位患者，其中推翻了VMA患者抗VEGF治疗需要的次数更少的结论。证实该结论的试验比对了34只VMT眼和29只无VMT眼按需注射雷珠单抗，无VMT眼需要更少的注射次数，同时还有其他一些相关研究也得到了同样结论（CATT，HARBOR，PrONTO，SUSTAIN）。研究结论表明，经过1年的抗VEGF治疗后VMT眼没有得到明显的视力提高，黄斑水肿消退亦不理想。

考虑到上述玻璃体对湿性AMD病理及治疗的重要作用，可以认为形成玻璃体后脱离大有裨益。玻璃体后脱离既可以通过玻璃体切除手术解决，也可以应用较少创伤的方法，如应用玻璃体溶解药物。

4.玻璃体溶解药物　玻璃体切割术是消除其对玻璃体-视网膜疾病影响的主要方法，但这毕竟是一种有创的方法，且价格昂贵并发症多。因此，其他介导玻璃体后脱离方法的优势就凸显出来，特别是玻璃体溶解性药物。至今，玻璃体溶解因子已有20年的研究历史，根据作用机制的不同，我们将其归结为酶类和非酶类两种。酶类因子包括组织纤维蛋白溶解酶原激活剂（t-PA）、血纤溶酶、微纤溶酶、纳豆激酶、硫酸软骨素酶、中性蛋白酶、透明质酸酶。非酶类因子包括尿素/Vitreosolve和精氨酸-甘氨酸-天冬氨酸转氨酶肽。

最近，Sebag提出了一种分类系统，即根据药物玻璃体溶解剂诱导玻璃体液化的生物效应（表面活性剂）和在玻璃体-视网膜界面诱导PVD的生物效应（界面活性剂）进行分类，表6-1列出的就是基于这些生物学活性的分类。值得注意的是，迄今为止已经有7种因子进行了测试。5种因子的试验是失败的，1种因子正在进行试验，只有1种因子被证实可以用于玻璃体溶解。

5.组织纤溶酶原激活物（t-PA）　t-PA是一种丝氨酸蛋白酶，它将纤溶酶原转化为纤溶酶，纤溶酶是负责印迹凝块溶解的主要酶类。一项随机研究观察了增殖性糖尿病视网膜病变10例，患者在玻璃体切割术前向玻璃体内注射含有25μg t-PA的平衡盐溶液（BSS）。t-PA诱导发生PVD，因此提高了玻璃体切除的完整性而没有严重的不良反应。在

表6-1　基于生物学行为的玻璃体溶解剂分类

液化剂（溶解玻璃体凝胶的药物）

　　非特异性：t-PA、血纤溶酶、Ocriplasmin、纳豆激酶、Vitreosolve

　　底物特异性：透明质酸酶

表面活性剂（减弱/溶解玻璃体-视网膜粘连）

　　非特异性：t-PA、血纤溶酶、Ocriplasmin、纳豆激酶、Vitreosolve

　　底物特异性：中性蛋白酶、硫酸软骨素酶、RGD肽

早期研究中，使用玻璃体内t-PA注射治疗视网膜下出血可能产生相关的并发症，如一直为人们所关注的因t-PA的纤溶活性导致的玻璃体出血。然而此类并发症并不常见，如今眼内注射t-PA已经成了治疗黄斑区视网膜下出血的常规方法。

6.血纤维蛋白溶酶 这种非特异性蛋白酶在纤维蛋白溶解、新血管形成，以及基质金属蛋白酶等一些酶活化的生物过程中起着积极的作用。纤溶酶直接作用于纤维粘连蛋白和层粘连蛋白这些玻璃体后皮质和ILM之间黏附的蛋白。它已被用于几种动物模型中诱导PVD。有相关研究观察了玻璃体术前和术中在玻璃体腔内注射纤溶酶以治疗玻璃体后皮质粘连的DME、黄斑裂孔、增殖性糖尿病视网膜病变、糖尿病视网膜病变牵拉性视网膜脱离、VMT综合征和早期视网膜病变等情况。还有研究表明黄斑裂孔术中应用纤维蛋白酶有助于内界膜剥膜，特别是小儿黄斑裂孔手术中更好。另外，有评估了6例双侧增殖性糖尿病视网膜病变患者在玻璃体切割术中使用纤维蛋白溶液的报道。虽然视力结果没有发生显著差异，但应用纤维蛋白酶组的手术时间缩短（68 min与89min，P=0.04），且视网膜撕裂发生率降低（0眼与3眼）。Tsukhara等还成功地将纤维蛋白酶应用到6例五期ROP中，其中4例是闭合漏斗型视网膜脱离。

有人在伴有玻璃体后皮质收缩的DME患者的玻璃体割除术中使用血纤维蛋白溶酶，发现研究组与对照组在最终虽然视网膜厚度改变上无显著差异，但纤维蛋白酶治疗的患者视力明显优于对照组。另一项研究评估了玻璃体内纤维蛋白酶注射在16例难治性DME患者玻璃体切割术中辅助治疗的效果，显示注射后1个月，纤溶酶治疗的眼黄斑厚度减小，视力明显提高，所以研究者认为，药物性玻璃体溶解可有效降低常规激光治疗效果不佳的DME患者的中央黄斑厚度并提高视力。然而，由于纤溶酶是通过亲和层析从患者血液中预先提取的，使用前要经过复杂的消毒和冷藏过程，既耗时又烦琐；酶的活性还受到多种因素干扰，这也是纤溶酶至今尚未得到广泛应用的原因。

7. Ocriplasmin 重组Ocriplasim的发现和发展已经解决了原有血浆酶制品的很多不足。Ocriplasmin是一种仅包含血浆酶分子的酶蛋白，因此体积较小（28对80kd）。用实验模型进行的研究表明，在猫眼和人类尸眼中，玻璃体后皮质和ILM分离存在剂量依赖而非时间依赖关系，但对视网膜结构并没有不良影响。Gandorfer等通过电镜观察发现使用Ocriplasmin 125μg（当前临床剂量）或更高剂量可以导致暴露内界膜的完全PVD。这些发现在Desmet等的猪眼试验也得到证实。Sakuma等在兔眼中注射12.5～250μg不同剂量的Ocriplasmin，发现125μg或更大剂量可以诱导完的PVD，较低剂量则诱发部分PVD。最近，Chen等利用鼠眼的免疫荧光组织化学发现Ocriplasmin在玻璃体-视网膜界面及光感受器细胞层产生纤维蛋白降解作用，这存在潜在的不利影响。临床上Ocriplasmin能诱导PVD和玻璃体液化且没有视网膜毒性。Ocriplasmin除了力学效应外，作为玻璃体溶解药物还有积极的生理学意义。Sebag等通过动态光散射证实Ocriplasmin有利于增加玻璃体弥散效力。另一项研究则表明，Ocriplasmin诱导PVD增加了玻璃体中的氧含量，这可能有助于治疗病灶累及黄斑区的缺血性视网膜病，如RVOs、DME和ME（参见前文）。

与Ocriplasmin相关的玻璃体溶解药物现在美国批准用于有症状的VMA，在欧洲被批准用于VMT，特别是针对黄斑裂孔的III期临床研究。Khoshnevis和Sebag最近发表了一篇综述论文，总结了Ocriplasmin对于玻璃体视网膜疾病的治疗潜力。根据对欧洲和美国III期试验的分析，具有以下特征的患者提示使用Ocriplasmin的临床预后良好：①女性；

②年龄＜65岁；③有晶状体眼；④VMA宽度＜1500μm；⑤全层黄斑裂孔直径≤400μm（最好＜250μm）；⑥没有黄斑前膜。因此，Ocriplasmin在一定程度上可以替代手术治疗。

8. 纳豆激酶　纳豆激酶是一种强效的纤维蛋白溶解剂，来源于日本流行的大豆制品。纳豆激酶是由枯草芽孢杆菌（纳豆）产生的丝氨酸蛋白酶。它可以口服给药，还可用于大豆食品加工。有一项研究将纳豆激酶注射到兔眼中，发现可以诱导完全PVD，并且内界膜光滑完整。

9. 硫酸软骨素酶　硫酸软骨素酶是一种酶复合物，它可以将硫酸软骨素中的糖胺聚糖（GAG）侧链裂解并与蛋白聚糖分子的"核心"分子链相结合。由于GAG在玻璃体视网膜中起重要作用，因此硫酸软骨素酶有潜力成为一种有效的交界面药物。有研究表明在人类、灵长类和猪中应用硫酸软骨素酶后，粘连在玻璃体后皮质、视网膜、视盘和晶体上的胶原/透明质酸基质明显减少。Ⅰ/Ⅱ期FDA审查显示了一些有效性的证据；然而，其采用何种药物载体及费用等问题仍是有待解决。

10. Vitreolysin™（分离纯化后）　该纯化酶Vitreolysin™是由多粘类芽孢杆菌产生的蛋白酶，现已被开发用于药物诱导PVD。通过降解玻璃体-视网膜界面处的Ⅳ型胶原和纤连蛋白，使附着于ILM的玻璃体后皮质分离。该酶对Ⅱ型胶原的低亲和力使得诱导PVD同时不会破坏玻璃体的大分子结构。一项研究将该酶注射到人类和猪的尸体眼中，作用15min后大部分试验眼均显示部分或全部PVD。显微镜下试验组与对照组视网膜细胞活力相等。由此研究者认为分散酶可能有助于在手术中去除玻璃体皮质。另一项实验也报道了纯化的分散酶可用于诱导PVD的情况。尽管一些研究报道了该酶的不良反应，如视网膜出血、白内障或晶状体半脱位，而后续的研究显示该纯化酶Vitreolysin™并没有毒性。不过人体试验提示如果将该酶作为玻璃体溶解药物其疗效和安全性还有待进一步商榷。

11. 透明质酸酶　Vitrase®是高度纯化的牛透明质酸酶，其作用于透明质酸（HA）和其他黏多糖的糖苷键而引起玻璃体的液化。由于HA在维持玻璃体视网膜黏附过程中不起作用，使得透明质酸酶对玻璃体-视网膜界面没有影响，因此透明质酸酶不能松解玻璃体视网膜粘连，可能引起异常的PVD（见上文）。因此，当前评估透明质酸酶在加速玻璃体出血清除方面疗效的Ⅲ期临床试验并没有获得足够的证据，FDA也没有批准这种药物用于药物性玻璃体溶解。透明质酸酶失败的根本原因是HA在维持玻璃体-视网膜粘连方面并不重要，因此该酶并不能作用于玻璃体视网膜交界面减弱玻璃体视网膜的粘连，而仅促进玻璃体液化（表6-1）。在增殖性糖尿病性玻璃体视网膜病变患者中，这种作用将导致生长入玻璃体的新生血管复合体持续受到牵拉，从而引起反复的玻璃体出血甚至视力丧失。因为透明质酸酶诱发异常PVD的可能性很大，所以不应该使用透明质酸酶来清除玻璃体出血。

（黄辰晔译　师自安审校）

参考文献（请扫描本书目录页二维码）

第7章
视网膜血管阻塞继发黄斑囊样水肿的治疗

Wolf Buehl，Ursula M. Schmidt-Erfurth

一、概述

视网膜血管阻塞由两种完全不同的疾病引起，即视网膜动脉阻塞（RAO）和视网膜静脉阻塞（RVO）。根据阻塞部位的不同，这两种疾病均又可再分为2类，即视网膜中央血管阻塞［视网膜中央动脉阻塞（CRAO）和视网膜中央静脉阻塞（CRVO）］和视网膜分支血管阻塞［视网膜分支动脉阻塞（BRAO）和视网膜分支静脉阻塞（BRVO）］。

视网膜动脉阻塞常导致突然的不可逆性视力损害，视网膜静脉阻塞的预后相对较好些，主要是由继发性黄斑水肿所致的相对滞后的临床表现。视网膜动脉阻塞引起黄斑囊样水肿（CME）较罕见，本章主要关注视网膜中央静脉阻塞或视网膜分支静脉阻塞（CRVO，BRVO）所致黄斑水肿的药物治疗。

BRVO较CRVO更为常见。CRVO分为缺血型和非缺血型，往往非缺血型比缺血型预后更好。未治疗的BRVO患者视力会随着时间推移逐渐改善，但未治疗的CRVO患者视力则会显著下降。病程1年以上患者，5%～15%的BRVO患眼出现黄斑水肿，而大部分CRVO患者首诊时即有黄斑水肿表现。BRVO和CRVO的自然病程、视力情况及眼部体征也有不同。虽然BRVO患者1年内约10%会发展为黄斑水肿，但基线期出现黄斑水肿的患眼，未经干预治疗经过一段时间后，18%～40%患眼的黄斑水肿会自己减轻且视力改善，37%～74%的患眼视力可提高2行。而CRVO患者首诊时视力通常较差（＜20/40），随时间延长视力下降更严重。无论首诊还是随访期间，缺血型CRVO均较非缺血型CRVO平均视力要差。CRVO患者常伴发黄斑水肿，30%的非缺血型CRVO和73%的缺血型CRVO一般发病15个月才出现黄斑水肿消退。

二、治疗选择

在过去几十年里，已有多种治疗方法用于视网膜静脉阻塞，大多数治疗方法集中在消除RVO因黄斑水肿引起的并发症和视力损害上。

（一）急性RVO的治疗

虽然本章重点关注RVO继发黄斑水肿的药物治疗，但由于RVO复杂的病因、治疗、预防方法，所以该治疗具有跨学科性的挑战。建议如有必要，急性RVO患者必要时均应经内科专科医师诊断和治疗可能的疾病。现血液疗法已经作为急性RVO的一线治疗方法。一些专家采用等容血液稀释作为RVO后8周内的一线治疗方式，因为这样能够提高视网膜灌注，并可能预防毛细血管闭塞及进一步的视网膜缺血，而且此种方法耐受性较好。不良反应包括：头痛、呼吸困难、深静脉血栓形成及低血压。尽管如此，患者使用时还是需要慎重考虑治疗前除外严重的心肺疾病和肾脏疾病。早期治疗似乎对减少缺血并发症的风险极为重要。

已经试验过用于治疗BRVO的其他血液疗法物质，包括曲克芦丁和己酮可可碱。现认为曲克芦丁通过抑制红细胞和血小板的聚集改善了红细胞的变形性，从而达到改善毛细血管和小静脉微循环的目的。己酮可可碱则是引起血管扩张进而提高视网膜血流量的。这两种物质都曾被用于外周（肢端）的静脉阻塞治疗。然而，前瞻性研究尚未证实这些药物在治疗BRVO患者中的有效性。

（二）黄斑水肿的治疗

基于视网膜分支静脉阻塞的研究（Branch Retinal Vein Occlusion Study，BRVOS）结果，激光光凝几十年来已经成为BRVO继发黄斑水肿的标准治疗。但结果许多患眼激光光凝后视力并未获得显著提高，而且相关专家并不推荐BRVO发生的前3个月内使用激光光凝治疗。但与BRVO不同，视网膜中央静脉阻塞的研究（Central Vein Occlusion Study，CVOS）显示，在任何访视点对CRVO继发黄斑水肿患者实施黄斑格栅样激光光凝治疗没有优势。因此，在新的治疗方法出现前，CRVO的标准治疗仍然是随访观察。

过去十年中，已有一些新的方法被证明治疗RVO相关并发症是有效的。如2009年美国和欧盟一项地塞米松眼内植入物（Ozurdex）的基于2个多中心的双盲、随机研究（GENEVA，Allergan，Inc.，Irvine，CA，USA）被批准用于治疗BRVO或CRVO引起的黄斑水肿。继地塞米松之后在2010年又使用雷珠单抗（Ranibizumab Lucentis，Genentech，Inc.，South San Francisco，CA，USA；Novartis Pharma AG，Basel，Switzerland）进行了基于2个多中心的随机、双盲临床试验（BRAVO和CRUISE）研究，在美国获批了相同的适应证。近期，又有阿柏西普（Eylea，Regeneron Pharmaceuticals，Inc，Tarrytown，NY，USA；Bayer HealthCare Pharmaceuticals，Berlin，Germany）开展了基于3个多中心的随机、双盲临床研究（COPERNICUS，GALILEO，and VIBRANT）并已被批准用于治疗CRVO（2012年）和BRVO（2014年）。

1.糖皮质激素治疗　糖皮质激素既可以降低血管通透性，还具有抗炎、抗血管静力的作用，从而减轻黄斑水肿相关光感受器的慢性损伤。

多项研究证实玻璃体腔注射曲安奈德（IVTA）是有效的。离体实验发现糖皮质激素能够抑制血管内皮生长因子（VEGF）的表达，进而抑制新生血管形成，还可降低VEGF介导的视网膜毛细血管通透性。然而该药至今仍没有得到治疗任何眼部疾病的批准，因此目前该药属于非适应证用药。此外，玻璃体腔IVTA治疗效果往往是暂时的，大多数患者需要多次重复治疗以便减少黄斑水肿复发及相关的视力损害。这样也增加了不良反应的机会，主要是引起眼压升高、白内障和眼内炎。早期治疗很重要，慢性的黄斑水肿经常对激素治疗的反应不佳，或者用了激素治疗也不能提高视力。不过令人遗憾的是，大多数现有的临床研究没有随机分组，也没有区分BRVO或CRVO不同类型（如缺血型/非缺血型）处理的资料。

标准治疗与激素治疗对比（standard care vs. corticosteroid for retinal vein occlusion，SCORE）研究是一项多中心、随机的Ⅲ期临床研究，是用来比较标准治疗与玻璃体腔IVTA治疗CRVO和BRVO继发黄斑水肿的疗效与安全性的试验。SCORE中关于BRVO的研究比较了IVTA（1mg与4mg）治疗与标准治疗（即时或延迟格栅样激光光凝的治疗，选择取决于黄斑出血情况）对BRVO继发黄斑水肿的患者的影响。该研究发现与激光光凝治疗相比，TA并无优势而言。而在眼压升高和白内障进展方面，标准治疗与1mg TA治疗的发生比例相当，接受4mg TA治疗的患者发生比例更高。与关于BRVO研究不同，SCORE CRVO研究中CRVO继发黄斑水肿的患者分别接受玻璃体腔IVTA（1mg和4mg），结果与观察组比较发现IVTA治疗优于观察组。IVTA治疗组患者比观察组丢失的字母数少，观察1年后发现，IVTA组视力较基线提高15个字母数的比例较其他组更高。同样的，在眼压升高和白内障进展方面，观察组与1mg IVTA组的发生比例相当，而接受4mg IVTA治疗的患者发生比例更高。

为了获得更持久的治疗效果，玻璃体内植入地塞米松缓释系统装置（DEX implant，OZURDEX®，Allergan，Inc.，Irvine，CA）已经证实治疗BRVO有确切疗效。这是FDA第一个批准用于治疗视网膜静脉阻塞继发黄斑水肿的药物。其不良反应与TA重复治疗类似，主要是眼压升高。GENEVA Ⅲ期研究是在2个相同的多中心进行的双盲、随机、为期6个月的假注射对照临床试验（每一个都纳入BRVO和CRVO患者），对比DEX植入物（比较缓释装置0.35 mg或0.7mg）与假注射组疗效，然后是非盲的6个月后延展阶段，期间患者可根据最佳矫正视力及视网膜厚度接受第二次植入（0.7mg）。研究发现，在注射药物3个月后，与假注射组比较，DEX组平均视力显著提高。但眼压升高比例较假注射组更高。在6个月时，DEX组与假注射组白内障发生率无显著差异。然而，在12个月时，发现DEX（0.7mg）较假注射组白内障进展率显著升高。

还有实验证实球后注射曲安奈德（TA）可以有效改善视力；但其疗效较玻璃体腔注射糖皮质激素稍差，因此没有将其批准用于球后注射。此外，有研究报道了全身性应用糖皮质激素可减轻黄斑水肿和提高视力，但因其潜在的不良反应，该治疗目前仅适用于年轻患者并发视盘水肿或有炎症表现，尤其是伴全身血管炎者。然而，迄今为止仅有关于全身性激素治疗CRVO的报道，没有关于BRVO有效性数据分析。

2.抗VEGF治疗　视网膜静脉阻塞导致玻璃体内VEGF水平表达增高，可引起血-视网膜屏障破坏，进而导致血管通透性增加并引起黄斑水肿。VEGF过表达可能引起RVO另一严重并发症即新生血管生成。目前VEGF抑制剂（贝伐单抗、哌加他尼、雷珠单抗、阿柏西普）均已成功用于RVO治疗，其中两种（雷珠单抗和阿柏西普）已通过几项大型随机对照试验获得相关部门使用批准。相比之下，关于非适应证药物贝伐单抗治疗RVO的随机对照研究较少。

（1）贝伐单抗（Avastin®）：贝伐单抗（Avastin®，Genentech Inc. San Francisco，CA，USA和Roche Pharmaceuticals，Basel，Switzerland）是一种重组人源化单克隆抗体，主要通过抑制血管内皮生长因子A（VEGF-A）阻止血管生成，贝伐单抗已被美国食品及药品监督管理局（FDA）批准用于治疗某些转移癌。虽然目前未被批准用于治疗任何眼部疾病，但其实际上已成功用于治疗包括RVO在内的多种眼部疾病。

2012年，Epstein及其团队开始研究玻璃体腔注射贝伐单抗来治疗CRVO。患者分为两组，分别为每6周接受玻璃体腔注射贝伐单抗1.25mg组和假注射组，一共观察6个月。此后，在后期实验阶段，所有患者每6周接受一次1.25mg贝伐单抗玻璃体腔注射治疗，每组包括30例有CRVO症状的患者。结果显示，起始阶段接受1.25mg贝伐单抗注射的CRVO患者视力提高16.1个字母，而假注射组虽然后期接受了贝伐单抗治疗，但视力仅提高4.6个字母（$P < 0.05$）。两组视力（BCVA）提高15个字母的比例分别为60%（贝伐单抗）及33.3%（假注射/贝伐单抗），差异显著（$P < 0.05$）。同时研究发现两组均未出现眼内炎、视网膜撕裂或视网膜脱离。假注射组16.7%患者出现虹膜新生血管（NVI），而贝伐单抗组均未出现。12个月后两组均未发生新的虹膜新生血管。此外，在先前发生虹膜新生血管患者中，由假注射组转换为1.25mg贝伐单抗治疗后，这种新生血管完全消退。研究未发现严重的非眼部不良反应。但有1例参加假注射/贝伐单抗组的患者因出现短暂性脑缺血发作而退出该研究。

Russo等入选30例BRVO患者进行了为期12个月的研究，比较了玻璃体腔注射1.25mg贝伐单抗按需治疗方案（pro-re-nata，PRN）和格栅样激光光凝治疗的疗效。入选标准：黄斑水肿至少持续3个月。该研究发现贝伐单抗组患者视力提高15.5个字母，而格栅样激光光凝组患者视力提高10个字母（$P < 0.05$），其中贝伐单抗组接受1.7次注射，格栅样光凝组接受1.5次光凝治疗。在研究期间均未发生不良反应事件。

（2）哌加他尼钠（Macugen®）：该药（Macugen®，Eyetech Pharmaceuticals和Pfizer Inc.，New York，NY，USA）是一种与VEGF165特异性结合的VEGF配体（一种单核苷酸序列）。2004年该药被FDA批准用于治疗新生血管性黄斑变性。目前仅有较少的临床研究（大多是非随机病例）来评估哌加他尼钠治疗CRVO或BRVO继发黄斑水肿的疗效。不过该药尚未得到批准治疗RVO，而且随着雷珠单抗和阿柏西普上市及价格较低的贝伐单抗的应用，使用该药的重要性大打折扣，因为其他药物与VEGF-A的亲和力均高于哌加他尼钠。

（3）雷珠单抗（Lucentis®）：该药（Lucentis®，Genentech Inc.，San Francisco，CA，USA，和Novartis Pharma AG，Basel，Switzerland）是一种人源化、高亲和力的VEGF抗体片段，并可结合VEGF所有的异构体。已开展的BRAVO（视网膜分支静脉阻塞）和CRUISE（视网膜中央静脉阻塞）研究均是关于雷珠单抗治疗RVO继发黄斑水肿的大规模随机Ⅲ期临床研究。继发于BRVO或CRVO的黄斑水肿患者按照1:1:1的比例随机分配到3组中，分别接受玻璃体腔注射雷珠单抗0.3mg、0.5mg或假注射，每月1次，6个月后继续再接受6个月的按需治疗方案（PRN），在按需治疗期间各组患者均接受雷珠单抗的注射治疗。同时在BRAVO研究中如治疗期及观察期符合预定的标准，患者可以分别接受一次补救性激光治疗。两项研究结果均发现雷珠单抗治疗与视力提高有显著相关性，并可维持12个月。BRAVO研究发现，在第6个月时雷珠单抗0.5mg组患者最佳矫正视力（BCVA）较基线期提高18.3个字母，而假注射组仅提高7.3个字母（$P < 0.0001$）。在12个月时，0.5mg组BCVA平均提高18.3个字母，而延迟治疗组视力提高12.1个字母（$P < 0.01$）。而CRUISE研究则显示6个月时雷珠单抗0.5mg组患者最佳矫正视力平均提高14.9个字母，而假注射组仅提高0.8个字母（$P < 0.0001$）。12个月时雷珠单抗0.5mg组BCVA视力平均提高13.9个字母，而延迟治疗组视力提高为7.3个字母（$P < 0.001$）。

在这两项研究中，雷珠单抗治疗眼的黄斑中心凹厚度（central foveal thickness，CFT）显著下降。BRAVO在研究的第6个月发现，雷珠单抗0.5mg组CFT平均下降345.2μm，假注射组平均下降157.7μm（$P < 0.0001$）。持续至12个月，雷珠单抗0.5mg组下降347.4μm，而延迟治疗组下降273.3μm（$P < 0.05$）。同样，CRUISE研究的第6个月发现，雷珠单抗0.5mg组CFT平均下降452.3μm，假注射组平均下降167.7μm（$P < 0.001$）。第12个月，雷珠单抗0.5mg组CFT下降462.1μm，而延迟治疗组下降427.2μm。

患者对雷珠单抗的耐受性一般均良好。BRAVO研究发现，在雷珠单抗0.5mg组、延迟治疗组、前6个月的假注射组中白内障发生率分别为6.2%、2.6%和3.1%。仅雷珠单抗0.5mg组出现1例眼内炎。并报道了雷珠单抗0.5mg组有6例可能发生了与VEGF抑制剂有关的严重不良事件（serious adverse events，SAE）（出血性卒中、急性心肌梗死、不稳定型心绞痛、高血压、非眼部出血和肠穿孔）。在延迟治疗组，6个月时出现1例SAE（出血性卒中），6～12个月出现2例SAE（急性心肌梗死和高血压）。在CRUISE研究中，雷珠单抗0.5mg组、延迟治疗组、假注射组中白内障发生率分别为7%、1.8%和0%。各组均未出现眼内炎。然而，在0.5mg组有4例SAE可能与VEGF抑制剂有关（缺血性卒中、短暂性脑缺血发作、心肌梗死和心绞痛）。在延迟治疗组则出现了2例SAE（心肌梗死和高血压）。

完成BRAVO和CRUISE试验的患者允许参加非盲的开放HORIZON队列2研究。1年研究结果（相当于2年治疗）显示雷珠单抗PRN治疗方案可有效维持BRVO患者视力。BRAVO研究结果是雷珠单抗0.5mg组和假注射组患者视力较基线视力分别提高17.5个字母和15.6个字母。虽然CRVO患者疗效稍差，但在CRUISE研究中随机进入0.5mg雷珠单抗组和假注射组，结果患者视力较基线视力分别提高12个字母和7.6个字母。BRAVO研究的12个月后，接受延迟治疗的BRVO患者不良反应降低，主要是因为患者从第3个月开始可以接受补救性激光光凝治疗。在24个月的研究期内，2例BRVO和1例CRVO患者出现了眼压升高。研究中均未发生创伤性白内障病例。有2例CRVO患者发生了眼内炎。

CRYSTAL和BRIGHTER是正在进行的为期2年研究，主要是为了评估雷珠单抗基于个体化稳定性标准3+PRN方案治疗CRVO和BRVO继发黄斑水肿的疗效及安全性。治疗主要终点设为观察6个月（BRVO）和12个月（CRVO），结果显示BRVO与CRVO患者视力分别平均提高14.4个字母数和12.3个字母数（Mones J，ARVO2014）。并未出现其他新发的不良反应。

（4）阿柏西普（Eylea®）：该药（Eylea®，Regeneron Pharmaceuticals Inc.，Tarrytown，New York，和Bayer Healthcare，Berlin，Germany）是一种全人源化重组融合蛋白，特异性结合VEGF-A、VEGF-B和PGF。与雷珠单抗相比，阿柏西普与VEGF-A所有亚型有更高的亲和力。COPERNICUS和GALILEO研究是评估阿柏西普治疗CRVO疗效的Ⅲ期对照研究。COPERNICUS研究入选189例CRVO患者，按照2∶1比例随机分为阿柏西普组及假注射/阿柏西普组，前6个月阿柏西普组患者接受每月1次的2mg阿柏西普玻璃体腔注射治疗，对照组接受假注射，接着随后的6个月所有患者均按需（PRN）接受阿柏西普2mg治疗。主要观察指标是视力提高15个字母及以上患者的比例。研究第12个月，阿柏西普2mg组患者视力提高16.2个字母，假注射/阿柏西普组则提高3.8个字母

（$P < 0.001$）。两组视力提高15个及以上字母的比例分别为55.3%（阿柏西普）和30.1%（假注射/阿柏西普组）（$P < 0.001$）。前6个月，阿柏西普平均注射为5.8次，PRN治疗期间阿柏西普平均注射2.7次，达到视力稳定。而假注射组前6个月患者接受5.3次假注射，在后6个月治疗期间患者接受3.9次阿柏西普2mg注射。两组中最常见的眼部不良反应是结膜下出血、眼痛、视力下降和眼压升高。两组间全身性不良反应的发生率无显著性差异。

GALILEO研究选入177例未治疗的CRVO继发黄斑水肿的患者，按3∶2比例被随机分为阿柏西普2mg组和假注射组，前20周中每4周注射1次。从24～48周阿柏西普组采用PRN治疗方案，假注射组继续实施假注射治疗。主要观察指标仍然是视力（BCVA）提高15个字母及以上的患者的发生比例。第52周发现，阿柏西普组与假注射组患者视力提高15个字母及以上的比例分别为60.2%和32.4%（$P < 0.001$）。第52周时，与假注射组比较，阿柏西普组患者视力提高更显著（BCVA分别为16.9个字母与3.8个字母），且中央视网膜厚度下降也更明显（423.5μm与219.3μm）（两者均$P < 0.001$）。在PRN治疗期间阿柏西普组患者平均注射2.5次。阿柏西普组最常见的眼部不良反应与注射操作相关或基础疾病相关，主要包括黄斑水肿（33.7%）、眼压升高（17.3%）和眼痛（14.4%）。

VIBRANT是一项随机、双盲、前瞻性的Ⅲ期临床试验研究，目的是评估及比较使用阿柏西普和黄斑格栅样光凝治疗继发于BRVO黄斑水肿的疗效与安全性。纳入的是BRVO继发黄斑水肿的未经过治疗、病程在阻塞发生后的12个月内、最佳矫正ETDRS视力（BCVA）在24～73（相当于Snellen 20/40～20/320）。每例患者入选1只眼，患眼每4周接受阿柏西普2mg玻璃体腔注射1次，该治疗持续20周，或基线期接受格栅样激光光凝治疗，并在12～20周可行补救性格栅样光凝1次。在24周时发现，阿柏西普组和激光组患者较基线视力提高≥15个ETDRS字母及以上的比例分别是阿柏西普组52.7%和激光组26.7%（$P=0.0003$）。在24周时，阿柏西普组视力平均提高17.0个ETDRS字母，而激光组视力提高6.9个ETDRS字母（$P < 0.0001$）。阿柏西普组和激光组中央视网膜厚度（CRT）各平均下降280.5μm和128.8μm（$P < 0.0001$）。阿柏西普组仅出现1例眼部SAE为创伤性白内障。研究始终未发生眼内感染或眼内炎。阿柏西普组和激光组发生非眼部SAE比例分别为阿8.8%和9.8%。研究24周内，激光组发生1例（1.1%）非致死性卒中和1例（1.1%）因肺炎导致的死亡。提示24周内每月注射阿柏西普较格栅样激光光凝治疗BRVO继发黄斑水肿能更显著的改善患者视力并降低CRT。

三、治疗推荐

与AMD治疗类似，抗VEGF的引入彻底改变了视网膜静脉阻塞继发黄斑水肿的治疗模式。目前推荐雷珠单抗和阿柏西普用于治疗BRVO或CRVO继发黄斑水肿引起的视力损害。研究证实两者均对RVO治疗效果显著。贝伐单抗对RVO治疗有一定疗效，但该药目前仍未获得批准治疗任何眼部疾病。哌加他尼钠虽然也有效，但同样未被批准治疗继发于RVO的黄斑水肿。与糖皮质激素治疗比较，抗VEGF治疗有较好的风险-收益比，因此我们主张抗VEGF治疗应被考虑作为RVO继发黄斑水肿的一线治疗。

由于RVO患者黄斑水肿持续时间与视力恶化程度相关，因此尽早开始治疗至关重要。虽然部分患者黄斑水肿可自发消退，但很难预料急性期BRVO患者的预后到底怎样。一般未经治疗的有症状BRVO视力预后较差（基线视力范围20/40～20/200），尽管随着时间推移可能视力有所提高，但视力很少提高到20/40以上。在BRAVO和CRUISE研究中，患者最早在第一次注射雷珠单抗后7d即可观察到BCVA有显著提高。如果雷珠单抗的治疗延迟3个月（视网膜静脉阻塞）或6个月（BRAVO和CRUISE），那么会使得12个月时患者解剖结构的改善较慢，BCVA视力改善的程度较低。视力下降是视力损害普遍的评估指标，用于提示何时开始雷珠单抗的治疗。虽然20/40视力是临床上作为视力损害的界限，但许多眼科专家认为该数值还是偏低了。初始治疗有不同的时间点，可以立即治疗，也可以观察1～3个月后再治疗，以避免误治了某些RVO引起的短暂视力下降的病例。虽然玻璃体腔注射有一定风险，但与延迟治疗造成的潜在的视力永久性损害相比，该风险则微不足道。现认为CRVO患者应推荐尽早治疗，而BRVO患者视力在临界值时，是早期治疗还是选择观察需要与患者充分沟通。通常为了获得长期的视力收益还是推荐早期治疗为好。一般治疗前医生的判断可能会对患者改善视力下降或视功能损害产生更好的帮助。我们主张视力不是治疗的禁忌证，即使患者视力正常也可能出现显著的对比敏感度下降或视野损害。因此，虽然视力可能对雷珠单抗治疗RVO患者有最重要的指导价值，但其他功能参数对最终的治疗选择也有一定的参考价值。

美国推荐雷珠单抗和阿柏西普每月注射。然而，在临床实践中的治疗往往并未按说明书推荐的执行。根据欧洲批准的说明书，雷珠单抗或阿柏西普需每月注射直至患者视力连续3个月评估稳定。CRYSTAL和BRIGHTER研究已充分证实这种基于视力稳定方案的可行性（图7-1，图7-2，图7-3）。

OCT检查可详细充分地分析量化黄斑水肿的类型与程度，且对于评估RVO视力损害是否与黄斑水肿有关，因此该检查非常必要。但如果患者初始连续治疗3个月视力无改善则不推荐继续治疗；而在治疗期间连续3个月视力稳定（至少起始连续3次注射或再治疗连续2次）则足以暂停治疗，不过患者仍需每月进行视力监测。一旦发现RVO继发黄斑水肿的患者视力下降时，需要再次每月注射治疗。至于视力具体下降多少才开始再治疗

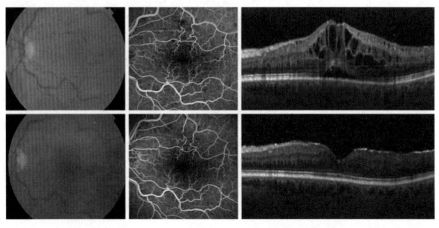

图7-1 1名CRVO患者初诊（上方）及反复注射雷珠单抗2年后（下方）的眼底照相、荧光血管造影和光学相关断层扫描检查（从左至右）

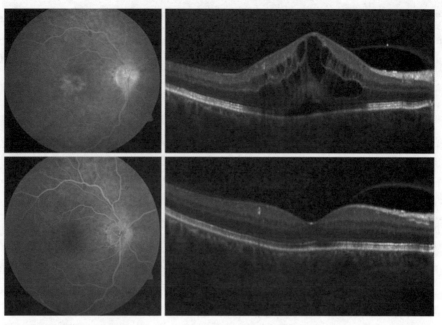

图7-2 1名CRVO患者治疗前（上方）及3次注射雷珠单抗3个月后（下方）的眼底荧光造影及光学相干断层扫描检查（从左至右）

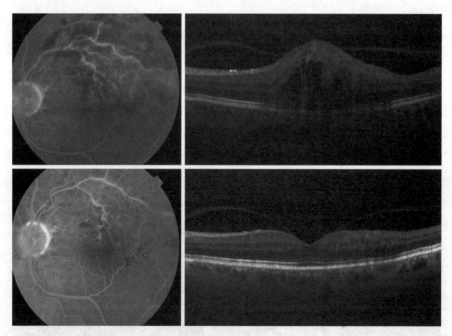

图7-3 1名BRVO患者初诊（上方）及3次注射雷珠单抗3个月后（下方）的眼底荧光造影及光学相干断层扫描检查（从左至右）

暂无定论。必须采用OCT检查评估黄斑水肿情况；如果视力无变化但OCT清楚显示黄斑水肿恶化，应注意考虑个体化的再治疗。

治疗新RVO患者时，医生需了解常见的风险因素并给予患者适当的临床指导，若有必要可将患者推荐给合适的专家。在RVO患者中，尤其是CRVO患者随访期间，医生需时刻注意是否出现虹膜红变。目前抗VEGF预防和治疗虹膜红变的疗效尚不确切，需进一步进行研究。在BRAVO和CRUISE研究中，BRAVO纳入的患者无缺血型RVO，CRUISE纳入的患者仅2例为缺血型RVO（毛细血管无灌注区≥10视盘面积）。

关于黄斑缺血，基于有限的Ⅲ期临床数据，医生通常谨慎使用抗VEGF药物治疗缺血性视力损害的患者。目前，医生需运用自己的判断力考虑抗VEGF治疗是否可以使黄斑中心凹缺血患者受益。然而，CRYSTAL和BRIGHTER研究的主要终点事件证实无论基线期黄斑缺血情况如何，雷珠单抗治疗都有相似的功效（Ref. Mones J，ARVO 2015）（见图7-4）。随访期间患者做荧光素钠血管造影检查可以评估缺血的进展情况，虽然该检查并没列入必须进行的常规检查。

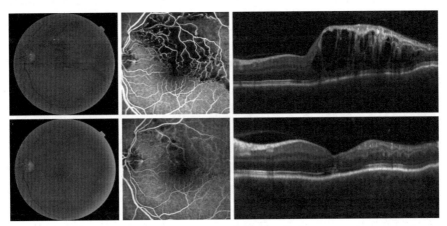

图7-4　1名缺血性BRVO患者初诊（上方）及3次注射雷珠单抗3个月后（下方）的眼底照相、荧光血管造影和光学相关断层扫描检查（从左至右）

RVO患者周边视网膜缺血影响玻璃体腔内VEGF水平，可能是玻璃体内注射治疗后导致水肿复发的驱动因素，进而也可能调节黄斑水肿的严重程度及其对治疗的反应。令人惊讶的是，Singer等的研究发现，无灌注区范围更大的患者视力和黄斑水肿改善似乎更明显。作者发现无灌注区面积大小的动态变化，是对玻璃体腔注射抗VEGF或地塞米松药物治疗的反应，且与黄斑水肿的严重程度和视力损害相关。

目前仍缺少比较雷珠单抗、阿柏西普及地塞米松缓释剂（DEX）治疗RVO效果的前瞻性随机点对点的临床研究。Pielen等发表的系统性文献综述比较了抗VEGF药物（雷珠单抗、贝伐单抗和阿柏西普）与糖皮质激素（曲安奈德和地塞米松缓释剂）治疗RVO继发黄斑水肿的效果。在12个月时，所有抗VEGF药物都比糖皮质激素使患者获得了更好的视力改善。但其缺点是抗VEGF治疗需更频繁地注射（每年约8次，而激素类治疗仅需2次）。然而，与抗VEGF药物相比，激素治疗的患者眼压升高和白内障进展增加显著。这些造成了激素治疗RVO继发黄斑水肿的局限性。另一方面，人工晶体眼的患者适合激素治疗。部分抗VEGF治疗无效的患者也可考虑激素治疗。此外，地塞米松缓释剂治疗玻璃体切割术后的患眼是有优势的，既往有研究报道，与未做玻璃体切除的患眼比较，玻璃体切割术后眼抗VEGF药物半衰期降低明显，不过有一些研究者认为两者无明显差别。

　　点对点研究还比较不同抗VEGF药物治疗其他疾病的疗效：2个类似的研究比较了雷珠单抗和阿柏西普治疗湿性AMD（VIEW1和VIEW2）的情况。发现两种药物的疗效和安全性相似。如与雷珠单抗和贝伐单抗比较，阿柏西普特异性结合的细胞因子更多，因此可能有更强的亲和力。研究结果显示阿柏西普仅需每8周注射1次，较雷珠单抗注射次数更少，尽管VIEW研究中雷珠单抗治疗并未按每8周进行评估。FDA皮肤病与眼科药物咨询委员会推荐阿柏西普治疗新生血管性黄斑变性，初始3个月应每月注射1次，之后每2个月注射1次。资料显示阿柏西普在眼内存留时间较雷珠单抗更久长。年龄相关性黄斑变性较RVO进展更迅速，因此RVO治疗频率不需要太频繁。总之，我们认为首选阿柏西普治疗可能更好些，可减轻门诊的就诊压力，此外，阿柏西普可能对对雷珠单抗治疗没有反应的年龄相关性黄斑变性患者有效。原因可能是由于阿柏西普较其他药物具有更高的亲和力，可以和更多种类的细胞因子靶向结合。暂无理由怀疑这些效果在治疗RVO继发黄斑水肿方面有什么不同。但目前暂无证据表明阿柏西普治疗无效的患者用雷珠单抗治疗是有效的。

　　很少有证据显示抗VEGF联合黄斑格栅样光凝可以给BRVO或CRVO继发黄斑水肿导致视力损害的患者带来更好疗效。BRIGHTER随机研究发现，雷珠单抗单药治疗与雷珠单抗联合格栅样光凝治疗6个月时的疗效相当。格栅样光凝可能会减少抗VEGF注射次数，但目前尚无前瞻性研究数据证实这一点。另一方面，目前无证据表明抗VEGF可以治疗周边视网膜缺血，所以认为对这种患者来说抗VEGF治疗只是补充性质的，而非替代治疗。一些医师推荐局部或全视网膜光凝联合抗VEGF治疗视网膜缺血区（大多数医师认为对于周边缺血，BRVO患者如果无灌注区＞5个视盘直径，CRVO患者如果无灌注区＞10个视盘直径才有意义）。这种治疗方案的原理可能与降低缺血产生的VEGF水平有关。虽然此方案似乎符合逻辑，但最近又有研究显示对于慢性RVO患者，激光治疗或联合治疗较抗VEGF治疗没有更多获益的证据。此外，并不推荐在玻璃体腔注射治疗前使用激光治疗，因为激光可能会加重黄斑水肿。

四、结论

　　部分研究表明，玻璃体腔注射抗VEGF药物或糖皮质激素是目前治疗视网膜静脉阻塞继发黄斑水肿最有效的选择。然而，RVO继发黄斑水肿的再治疗标准还未确定，目前也尚未发表关于此类患者长期治疗的指南。大部分专家推崇初始每月抗VEGF负荷量治疗后按PRN或延迟治疗方法进行。目前研究还没有比较重复玻璃体内注射抗VEGF药物和（或）糖皮质激素治疗RVO的长期疗效与安全性。在批准的雷珠单抗和阿柏西普大型的Ⅲ期临床扩展性研究中，我们发现RVO患者的治疗反应有很大差异。每月注射一年后，每3个月注射一次对许多BRVO患者可能更适合，但大部分CRVO患者需要更高频率地进行监测和治疗。目前用抗VEGF治疗的PRN方案治疗RVO，其目的是使患者受益最大并减少不必要的玻璃体腔注射次数，从而降低治疗不良反应的风险。

　　与渗出性年龄相关性黄斑变性治疗相似，与雷珠单抗或贝伐单抗相比，阿柏西普可能会延长治疗时间间隔。尤其是治疗慢性患者和对抗VEGF治疗无应答的患者。持续释放药物的地塞米松缓释装置（DEX）能保持眼内稳定的药物浓度，进而避免多次重复注射其他药物。虽然此药物有更多不良反应（尤其是白内障的进展和眼压升高），但地塞米松缓释装置每年仅需2或3次注射，远少于可能需要抗VEGF治疗的次数，进而可以减少玻璃体内重复注射带来的其他风险。因此，缓释糖皮质激素治疗可能是RVO继发的慢性黄斑水肿患者一个不错的选择。

需要进一步前瞻性临床研究来比较抗VEGF和糖皮质激素治疗的长期疗效与不良反应。目前仍缺少联合治疗RVO的研究数据。由于前瞻性随机研究发现联合抗VEGF和激光光凝治疗慢性RVO患者并不优于抗VEGF的单一治疗，所以即使补充性激光光凝也要受到质疑。目前批准的直接治疗方案的比较研究仍在进行中，希望该研究将有助于为RVO继发黄斑水肿的患者提供最佳的治疗选择。

（宋　爽译　喻晓兵审校）

参考文献（请扫描本书目录页二维码）

第8章
白内障术后晶状体碎片残留导致的黄斑囊样水肿

Motasem Al-latayfeh

一、概述

黄斑囊样水肿（CME）是众所周知的可由白内障术后晶状体碎片残留导致的并发症，发生率为11%～28%，这也是白内障术后视力下降的原因之一。据报道白内障超声乳化术后黄斑水肿发生率为2%～3%。晶状体碎片残留（retained lens fragment，RLF）是白内障术后严重的并发症，发生率约1%。常需要药物和手术干预以尽量降低并发症及视力损害。本章我们将讨论RLF引起CME的病理机制和适当的药物与手术治疗。

二、发生率与病因学

RLF是白内障术后少见的并发症。据报道发生率是0.18%～1.1%。影响RLF发生率的原因包括白内障摘除（囊外摘除与白内障超声乳化术）的手术技术、手术医生的经验、白内障类型如后极性白内障和硬核等。

当后囊破裂（PCR）导致晶状体脱落部分的大小和质地因白内障超声乳化术的不同阶段而不同。这种不同可以是从最初的水化过程中发生全核下沉和后期注吸时发生已疏松的皮质下沉。掉落的晶状体碎片其大小和质地可能与炎症的严重程度、潜在的并发症和处理方法的选择有关。

尽管大家已熟知在并无并发症的白内障超声乳化术后仍然会有CME出现，据报道CME在RFL的发生率为11%～28%，并且是视力下降的主要原因，但公认白内障手术导致的炎症介质释放在CME的形成中起着重要的作用。

三、晶状体诱导免疫反应的病理生理机制

晶状体蛋白因晶状体囊膜阻挡与自身免疫系统隔离，从而实现了一种类似免疫豁免的情况。然而近期的相关研究发现前房存在的晶状体蛋白，同时也存在于其他眼组织及血浆中。尽管如此，免疫系统通过多种免疫调节机制也使晶状体蛋白有着正常的耐受性。但白内障手术释放的炎症介质会破坏这种耐受性，进而引起自身免疫反应，紧接着可能出现剧烈的免疫反应伴随着巨噬细胞产生及血-视网膜屏障的破坏，最后导致黄斑囊样水肿（CME）。期间玻璃体前界膜的破裂可能促使CME的发展。

四、临床表现

RLF患者术后视力下降原因可能有多种，包括前葡萄膜炎、高眼压、角膜水肿和CME。临床典型的CME可能于白内障术后立即发生，也可能在术后数周之内发生，80%患者水肿会自然消退。

临床检查会发现眼内炎症伴晶状体碎片漂浮在玻璃体腔或沉积在视网膜表面上。虽然光学相干断层扫描检查对诊断多发视网膜内囊腔的CME最佳，但眼底荧光血管造影也常常会显示典型的花瓣状荧光渗漏。此类病例发生视网膜脱离的比例为3.8%～45%，大多数由于手术医生不能成功取出掉落的晶状体碎片而引起。在其他并发症中，晶状体碎片残留于前房和虹膜后可以导致虹膜肿块。

五、继发晶状体碎片残留的CME的治疗

（一）药物治疗

CME的药物治疗包括局部非甾体类抗炎药（NSAID）或糖皮质激素。已证实预防性使用NSAID药物能够有效降低人工晶体眼CME的发生率。然而，眼内炎症是发生晶状体碎片残留（RLF）的主要原因，局部或全身应用糖皮质激素治疗对CME至关重要。不过通过玻璃体切割术取出晶状体碎片残留可以去除刺激蛋白，进而消除炎症反应。

（二）手术治疗

白内障手术后出现晶状体碎片脱落可能的原因有如下几个：硬核、后极性白内障、睫状小带功能较差［如剥脱综合征或各种遗传性疾病（马方综合征、Ehlers-Danlos）］、高度近视，但最常见的是小瞳孔。遇到困难病例时，术者需要注意维持晶状体囊袋的稳定，一旦术中发生后囊破裂要及时发现并加以处理。

术中处理的主要目的是维持前房深度，预防玻璃体疝出，避免晶状体物质进入玻璃体腔，无论是否植入人工晶体，都要尽量快速安全地完成整个手术过程。

从玻璃体视网膜的角度看，如果晶状体碎片掉入玻璃体腔，前节手术时医生应尽量减少操作，避免产生玻璃体牵拉导致的视网膜撕裂、视网膜脱离和（或）玻璃体积血。

1.保守治疗与玻璃体切割术　治疗RLF的最终的目的是保证患者获得好的视力。已证实玻璃体切除术对解决角膜水肿、控制眼压和保护视力是有效的。也有些研究报道了不同的结果，如2009年Barr和Schaal报道了一项含42例患者的回顾性病例系列研究，患者被分为3组：第1组（12例）行早期玻璃体切割术（＜1周）；第2组（15例）行延迟玻璃体切割术（＞1周）；第3组（15例）仅药物治疗。1年后发现，3组在最终视力和眼压上差异无统计学意义（组1，20/25；组2，20/28；组3，20/38，$P=0.52$）。

虽然目前暂无已发表的指南指导何时应该进行保守治疗，但研究结果提示如果药物治疗未快速起效就需要进行玻璃体切割手术治疗。

其他研究未发现玻璃体切割手术时间的选择与最终的视力结果有相关性。

决定玻璃体切割手术时机的最重要因素是看眼内炎症的严重程度，一般轻度炎症反应仅需局部或全身药物治疗控制。持续性炎症、视力下降、眼压升高和严重眼痛者需要尽

早行玻璃体切除术。

2.玻璃体切割术的技术　对于视网膜外科医师来说，清除晶状体残留最常用的技术是3切口20g玻璃体切割术。如有必要可采用超声碎核技术从玻璃体腔内去除大块晶状体碎核。一些医生直接利用光纤头和玻璃体切割头将碎核碾碎而非超声碎核。一些医生则利用OZil超声手柄替代白内障破碎器，也取得了不错的效果。

在移除RLF的玻璃体切割手术中，最关键的步骤是做到最完全的玻璃体切除，包括为防止视网膜牵拉而小心切除晶状体碎核周围的玻璃体，这会降低视网膜撕裂和视网膜脱离的发生率。一些医生建议使用全氟化碳（一种常在玻璃体切除手术中使用的重水，尤其是视网膜脱离中）将晶状体碎片与视网膜表面分离，使其漂浮至玻璃体腔中部，这比超声碎核或玻璃体切割头碎核更为安全。

随着微创免缝合玻璃体切割（23g或25g）技术的发展，医生开始通过更小切口清除RLF。2009年Ho团队总结了25g玻璃体切割术成功清除不同大小晶状体碎片的系列病例。他们报道与20g玻璃体切割术类似的治疗效果和并发症的发生率。在不断进步的微创手术时代，小切口玻璃体切割术清除RLF更为普及。

3.玻璃体切割术移除RLF的效果　研究证实经睫状体平坦部入路的玻璃体切割术清除玻璃体腔内晶状体碎片与视力改善、降低眼内炎症和眼压有关；44%～72%的患者获得20/40或更高的视力改善。经多变量分析发现不良视力（20/200或更差）的预测因素主要与白内障手术中前部玻璃体切除、晶状体槽消失、既往眼部疾病和青光眼的发展有关。其他与预后视力差有关的因素是视网膜脱离和CME。

六、结论

CME是白内障手术中RLF引起的主要并发症。现代超声乳化技术导致后部掉核率增加。CME的治疗包括积极的局部和口服NSAID或糖皮质激素药物治疗。如果出现严重的眼部炎症反应不能迅速消退，需行玻璃体切割术清除残留的晶状体碎片。

（宋　爽译　喻晓兵审校）

参考文献（请扫描本书目录页二维码）

第三部分

黄斑囊样水肿的手术治疗

第9章
葡萄膜炎相关黄斑水肿的手术治疗

Alexander L. Grigalunas，Pauline T. Merrill

一、概述

葡萄膜炎是发达国家工作年龄人群中视力丧失的主要原因之一。引起葡萄膜炎患者视力丧失的最主要原因就是黄斑水肿。葡萄膜炎性黄斑水肿的首选治疗主要是药物，这已经在本书其他章节论述过。但是在一些病例里，使用了最大耐受量的药物治疗可能仍不足够达到目的，且药物治疗的依从性也常存在问题。此时手术治疗则可以作为一种替代疗法或辅助治疗方法用以控制葡萄膜炎和葡萄膜炎性黄斑水肿。

葡萄膜炎行玻璃体切割手术的主要目的是清除浑浊的玻璃体，另外还可以帮助控制炎症并且协助诊断。玻璃体浑浊在影响患者视力的同时还影响着眼科医生的检查、诊断，以及后部葡萄膜炎的治疗。玻璃体切割手术能清除这些玻璃体腔内的混浊物。粘连性的玻璃体黄斑界面在黄斑水肿的进展中也举足轻重。Hikichi 和 Trempe 早在1993年就指出，在发展为葡萄膜炎性黄斑水肿的患者中，有78%的人并没有玻璃体后脱离。玻璃体切割手术还能清除玻璃体腔内的炎症因子，从而降低炎症因子在玻璃体腔内的存留时间。此外，手术后原有的玻璃体凝胶被房水替代，而房水中恰恰含有抗炎因子。在那些病因不明的葡萄膜炎患者里，诊断性玻璃体切割术还被认为可以减轻黄斑水肿。

葡萄膜炎黄斑水肿一般与影响眼后节附加结构的并发症相关。玻璃体切割手术的适应证有视网膜前膜、玻璃体黄斑牵拉、牵拉性或孔源性视网膜脱离，以及玻璃体积血。玻璃体切割手术本身及由此对这些附加结构并发症的解除，对黄斑水肿的恢复是有利的。

经过随机前瞻性临床试验证明，有效的手术方法是醋酸氟轻松玻璃体腔植入。这种能够持续释放激素的植入物被美国FDA批准用于治疗葡萄膜炎性黄斑水肿，而且所获得的效果超乎想象。

在这一章里，我们会回顾玻璃体切割手术的背景、技术、转归和并发症，还有玻璃体切割手术治疗结构并发症以及醋酸氟轻松植入物用于葡萄膜炎相关黄斑水肿的相关问题。

二、葡萄膜炎 I 期玻璃体切割术

在20世纪70年代，经睫状体平坦部实施玻璃体切割术用于临床后不久，Diamond 和 Kaplan 就对15只因葡萄膜炎并发白内障的患者实行了玻璃体切割+晶状体切割术。其中涉及的大部分眼视力都有显著性的改善。虽然有6只眼因为黄斑囊样水肿术后视力较差，但其结果仍比那些单纯做白内障摘除而没有做玻璃体切割术的眼效果要好。1981年，Algvere等报道了对14例慢性葡萄膜炎患者做治疗性玻璃体切割手术后，有10例患者视力得以提高。同年，Engel等描述了在眼内炎症中做诊断性玻璃体切割手术的意义。1993年，Dugel等特别关注了玻璃体切割手术对炎症相关黄斑水肿的疗效，他们发现11只眼中有9只在做了玻璃体切割术后血管造影显示黄斑水肿有改善。

（一）技术

术前应控制炎症反应，因为在葡萄膜炎患者中，术前的大量炎症活动与玻璃体切割术后炎症反应的情况密切相关（$P < 0.02$）。患者应该在术前1～2d开始口服大剂量全身用激素（如1mg/kg泼尼松）以降低术后炎症反应的发生。手术采用标准三切口操作。虽然小切口手术可以降低医院内感染风险，但20g玻璃体切割可以使其他相关操作如晶状体切除更加容易。术中眼内光凝则需要倍加谨慎，因为大量的光凝可以增加血管的通透性从而加重术后的炎症反应。

完全切除玻璃体可以改善长期效果。术中可用曲安奈德帮助观察和完全切除黄斑交界面玻璃体及前部玻璃体。在切除中央玻璃体后向玻璃体腔内注射曲安奈德，可以使残余玻璃体皮质及玻璃体膜显影，再用硅质尖头针或内界膜镊去除附着的玻璃体后皮质。曲安奈德可以一直保留在玻璃体腔内以减少术后的炎症反应。

在葡萄膜炎黄斑水肿中撕除内界膜的作用目前仍不明确。Wiechens等在2001年报道了在42例行玻璃体切割手术的眼中，有15例做了内界膜撕除。虽然总体上有60%的黄斑水肿有改善，但做了内界膜撕除与不做内界膜撕除的眼无显著性差异。Gutfleisch等2007年研究了19例葡萄膜炎黄斑水肿的患者，他们做了玻璃体切割手术并行内界膜撕除和玻璃体腔内曲安奈德注射。术后做血管造影发现58%的患者黄斑水肿缓解。但作者表示葡萄膜炎黄斑水肿患者行内界膜撕除较为困难并容易引起组织损伤，除非出现玻璃体黄斑牵拉，否则他们不建议同时做内界膜撕除。Cho和D'Amico于2012年报道了24例慢性黄斑水肿患者作了25G玻璃体切割并同时行内界膜撕除，其中4例有葡萄膜炎。这些患者的视力，以及用SD-OCT检测的黄斑厚度有轻度不显著的改善（429μm到407μm；$P=0.92$）。

对诊断性玻璃体切割而言，应尽可能多的获得未被稀释的玻璃体送实验室检查，包括培养、PCR检测，细胞学和流式细胞检测等。标准玻璃体切割手术可以安全的从玻璃体腔内获得约1ml的未稀释玻璃体。还可以用气体灌注或重水填充方法获得更多未稀释玻璃体。用Quiroz-Mercado提出的以全氟化碳进行的大容量玻璃体活检可以安全获取约3～5ml未稀释的玻璃体。

（二）疗效

虽然没有关于玻璃体切割手术治疗葡萄膜炎的大规模随机对照前瞻性研究，但也有一些前文述及的临床研究提示了手术治疗的潜在收益。Becker和Davis回顾了从1981年至2005年关于玻璃体切割手术治疗葡萄膜炎的44篇文献，总共包含了1762只眼。总体而言，有黄斑水肿眼的平均百分率从术前的36%降至了术后的18%。虽然有视力改善和炎症的控制，但回顾的文章最高证据等级是CⅡ3；他们的意见是"至少有一些证据表明这项治疗可以改善健康状态，但是……因收益与损害太相近以至于不能够给予一般性建议"。

　　直至目前，有两个小规模的随机对照前瞻试验对比了玻璃体切割手术以及药物治疗葡萄膜炎黄斑水肿的疗效。其中Tranos等2006年研究了23例不合并其他病理性黄斑病变的葡萄膜炎顽固性黄斑水肿，他们被随机分为玻璃体切割手术组和药物治疗组。手术组50%的眼视力提高了2行以上，而药物组该数字只有18%。手术组33%的眼在血管造影上有改善，对照组为14%。而Quinones等人将20例顽固性中间葡萄膜炎随机分为玻璃体切割手术组和免疫调节治疗组，每组均有3眼有黄斑水肿。手术组的3例黄斑水肿均有缓解，而药物治疗组中有2眼黄斑水肿缓解。这两个小规模的临床研究中两组的差异都没有统计学意义。

　　还有一些研究关注了在特定部位或特定诊断中葡萄膜炎黄斑水肿行玻璃体切割手术的疗效。1992年，Kaplan提出将玻璃体切割手术作为全身应用免疫抑制剂治疗中间葡萄膜炎替代治疗方案的意见。从那时开始，中间葡萄膜炎就成为玻璃体切割手术治疗葡萄膜炎文献报道中最常见的诊断类型，并且黄斑水肿及视力都有较好的效果。

　　Wiechens等在2003年发布了观察53例用玻璃体切割手术治疗难治性葡萄膜炎患者的报道，59%的中间葡萄膜炎、57%的青少年特发性关节炎，以及41%的多灶性脉络膜炎患者黄斑水肿有吸收或缓解。在黄斑水肿吸收或缓解的同时，50%的中间葡萄膜炎、57%青少年性特发性关节炎和41%的多灶性脉络膜炎在Snellen视力表有2行的视力提高。在后来关于青少年性中间葡萄膜炎的研究报道中，10例玻璃体切割术后的患者中有8例黄斑水肿有显著性下降。

　　对于结节病性葡萄膜炎，Kiryu等2001年发现有14/18对药物治疗无效的黄斑水肿患者行玻璃体切割手术后黄斑水肿被吸收。这其中有一半的眼还做了前膜撕除或者粘连的玻璃体后界膜撕除。有趣的是，在只做玻璃体切割和剥膜组里，均是7/9的眼黄斑水肿有改善。Sullu等2005年对20例白塞病引起的后节并发症眼做了玻璃体切割手术，其中5只眼有黄斑水肿。他们发现有3只眼（60%）在术后黄斑水肿有改善。

　　Llorenc等2011年报道16例HLA-A29阳性的鸟枪弹样脉络膜视网膜病变在做玻璃体切割术后黄斑水肿有改善。术前9只眼有黄斑水肿，HD-OCT测量的平均黄斑厚度为537.8μm。在这9只眼中有4只有黄斑前膜，所有的9只眼均做了前膜撕除或者亮蓝辅助的内界膜撕除。术后9只眼中有8只黄斑水肿有改善（89%），最终平均黄斑厚度为218.7μm（$P=0.0039$）。

（三）注意事项

　　有慢性葡萄膜炎和黄斑水肿的患者可能会出现固定视网膜囊肿，扩大的中心凹无血管区和（或）视网膜内层变薄。有这些病变的患者可能并不适合做 I 期玻璃体切割术，因为手术操作不太可能改善以上的病变。

三、玻璃体切割术治疗其他葡萄膜炎的并发症

　　葡萄膜炎还会引起和黄斑水肿相关的其他玻璃体视网膜并发症，包括视网膜前膜，视网膜脱离，玻璃体混浊和玻璃体积血，这些都可以进行手术治疗。炎症和激素治疗均会加速葡萄膜炎患者的白内障进展。这些结构性并发症均可以从玻璃体切割手术及其相关

操作中获益。

（一）视网膜前膜

40%～48%的葡萄膜炎患者有视网膜前膜。Nicholson等2014年报道了利用SD-OCT评价葡萄膜炎伴发黄斑水肿的大规模队列研究。在598例患者里，至少有一只眼有视网膜前膜的有246例。多因素分析提示在这些患者中，视网膜前膜与视力下降约有1行相关。和中心视网膜厚度为200～350μm的患者相比，中心视网膜厚度超过35μm的患者如合并视网膜前膜则有显著视力下降。

有研究显示对葡萄膜炎黄斑水肿患者做视网膜前膜撕除有一定益处。Dev等早在1999年报道了5例通过临床或造影诊断并发视网膜前膜和黄斑水肿的慢性特发性睫状体平坦部炎的患者，他们都做了玻璃体切割手术和视网膜前膜撕除。5只眼中的4只视力得到改善且黄斑水肿消失或降低。Kiryu等2003年报道了7只眼因结节病性葡萄膜炎在行玻璃体切割手术和前膜撕除术后，有4只眼经荧光造影发现黄斑水肿吸收。虽然视力有提高，但是差异并没有显著性。Tanawade等2014年发现5只合并视网膜前膜的葡萄膜炎黄斑水肿眼和6只合并视网膜前膜、玻璃体牵拉综合征的葡萄膜炎黄斑水肿眼在作视网膜前膜撕除伴或不伴内界膜撕除后视力有改善。11只眼中的9只在术后3个月经OCT发现黄斑水肿和玻璃体牵拉情况缓解。

（二）视网膜脱离

以往研究报道葡萄膜炎患者发生孔源性视网膜脱离的发病率为3%。因为这些视网膜脱离较复杂，因此常需要玻璃体切割手术治疗。可是，现在的研究中因视网膜脱离行玻璃体切割手术发生葡萄膜炎黄斑水肿的相关文献很少。只有Yu和Chung在1994年报道修复了和慢性葡萄膜炎相关的7例牵拉性视网膜脱离及11例并发牵拉性/孔源性视网膜脱离。虽然没有报道具体的数字，但作者表示许多患者术前有黄斑水肿。术后牵拉性视网膜组有2例患者出现黄斑水肿；而联合组有1例患者出现；2例出现牵拉性视网膜脱离复发；6例出现并发性视网膜脱离复发。

（三）玻璃体混浊/玻璃体积血

引起葡萄膜炎患者视力下降的重要原因可能是玻璃体浑浊无法吸收和（或）玻璃体积血（vitreous hemorrhage，VH）。Potter等2001年报道了在一项有6例关于在睫状体平坦部炎患者因玻璃体积血行玻璃体切割手术的研究中，术前有2只眼有黄斑水肿。这两只眼术后视力均提高，有1只眼的视力达到1.0，另一只眼可能因为黄斑水肿视力为0.2。

Ieki等2004年对11只玻璃体浑浊无法吸收的患眼做了玻璃体切割手术，其中5只眼术前有难治性黄斑水肿。6个月后经过FA检查发现所有5只眼的黄斑水肿得到吸收或者改善。这其中3只眼有2行以上的视力提高并且视力能达到0.5以上，另外2只在最后访视时视力保持稳定。

玻璃体切割手术同时也被报道在和青少年葡萄膜炎相关的玻璃体浑浊中可以降低黄斑水肿。Trittibach等2006年报道因玻璃体混浊（$n=25$），玻璃体积血（$n=3$）和视网膜脱离（$n=1$）而行玻璃体切割手术的29只眼。术前发现有黄斑水肿的10只眼中，8只眼的黄斑水肿下降（P=0.021）。总体而言，LogMAR视力由术前的平均0.91提高到术后的平均0.33（P=0.001）.

（四）白内障

如果有严重的白内障，可以考虑行玻璃体切割联合白内障手术，但是联合手术可能诱发新的黄斑水肿或使原有的黄斑水肿加重。1979年Diamond和Kaplan研究了25例行联合玻璃体切割和晶状体切除但没有放置人工晶体（IOL）眼的病例。他们报道术前有囊样黄斑水肿的12只眼中有4只黄斑水肿吸收。较近的2005年，Androudi等报道了36只患慢性葡萄膜炎眼联合行超声乳化和玻璃体切割术。其中9只眼（25%）术前经荧光血管造影证实有黄斑水肿。术后这9只眼中的6只水肿持续，另外还有10例出现了新发的黄斑水肿，这10只眼中有4例黄斑水肿在随访时发现被吸收了。

（五）玻璃体切割手术的并发症

葡萄膜炎玻璃体切割术后白内障形成的加速在几乎所有的有晶状体的患者中都会出现，并且高达100%的患者都会有明显的白内障进展。其他与葡萄膜炎玻璃体切割手术相关的常见并发症包括眼压升高或降低、视网膜脱离、玻璃体积血和视网膜前膜。在1988年的一项对12只眼患周边葡萄膜炎患者行玻璃体切割手术的研究中，Mieler等报道了因发生视网膜脱离、玻璃体积血或白内障而行再次手术的概率为50%；虽然如此，这些患者最终视力也平均提高了5行。而Becker和Davis一篇回顾性文献对44篇包含总共1762只眼的玻璃体切割手术进行了评价，他们计算了各种术后的并发症数量，包括112例白内障进展、56例部分视网膜脱离、21例全视网膜脱离、51例继发性青光眼、45例低眼压、15例眼球痨、36例黄斑前膜、22例玻璃体积血、7例前房积血和3例脉络膜脱离。在Soheilian等人一项对74例葡萄膜炎眼行25g玻璃体切割手术的回顾性研究中，报道56只眼术前合并黄斑水肿，术后发现23%有视网膜前膜形成、11%眼压升高、6.7%发生不可被修复的视网膜脱离、2.7%出现视网膜下新生血管膜、5.4%有黄斑裂孔、5.4%发生眼球痨、5.4%有持续性低眼压。Nicholson等发现在葡萄膜炎的患者中，玻璃体切割术后视网膜前膜的发生率（16/141）显著高于没有做玻璃体切割手术的患者（6/141）（P=0.026）。玻璃体切割手术联合玻璃体腔曲安奈德注射被发现导致9/19（47%）的患者眼压升高。

四、醋酸氟轻松玻璃体内植入

（一）背景

局部或全身用糖皮质激素联合或不联合系统性免疫调节治疗可能并不能使葡萄膜炎黄斑水肿吸收。尽管有时也有效，但局部激素注射常需要重复多次用来控制葡萄膜炎黄斑水肿。0.59mg的醋酸氟轻松（fluocinolone acetonide，FlAc）玻璃体内植入物（Retisert；Bausch & Lomb）可以在玻璃体腔内持续释放激素平均30个月，且在2005年被美国FDA批准用于治疗非感染性葡萄膜炎。FlAc植入物手术治疗是多次局部激素注射或全身激素治疗的替代治疗方案。

（二）技术

关于植入操作的细节已经有详细的描述。简单来说，植入物被一条双针8-0聚丙烯缝线用单个结固定在植入物的锚钉上。在无菌环境准备术眼后，在看起来健康的结膜处做环状切开，远离如牵拉或雪堆样的病变区。术者应该避免以后可能会做青光眼的手术区域。术中用电凝止血。对原来做过玻璃体切割手术的眼需要做灌注以维持眼内压。用20g微玻璃体视网膜刀在角膜缘后4mm处做1个3.5mm平行角膜缘的全层巩膜切开。任何脱出的玻璃体均应用玻璃体切割头切除或用Weck-Cel海绵和Westcott剪清除。植入物被朝向前部的药物推出部位注射入玻璃体腔。之前的锚定缝线从切口的任一边穿出巩膜并且系紧，从而使巩膜切口能平滑靠近。双臂聚丙烯缝线的尾部被闭合巩膜切口的9-0间断缝线固定。这些间断缝线被旋转使线结埋入。植入物的合适位置会由间接检眼镜确认。玻璃体腔内会注入平衡盐溶液以维持正常眼压。环形切开的结膜用6-0普通肠线缝合，结膜下再注射抗生素。

Berger和Mendoza还提出了另一种可以使巩膜切口闭合更紧密的缝合方法。用慢吸收的8-0聚羟基乙酸缝线缝合巩膜切口的内面，然后再用9-0聚丙烯永久缝线缝合远端部位。用更少的永久缝线可以降低结膜腐蚀的风险。

（三）效果

Jaffe等在2005年首次发表了FlAc植入控制后部葡萄膜炎的长期安全性和有效性的报道。36只眼被随机分为0.59mg或2.1mg FlAc植入物组。72%的患者随访了至少12个月，44%的患者随访24个月，25%的患者随访30个月，只有2例患者炎症复发，而且均发生在29个月或以后。90%的患者视力稳定或改善，作者推测视力改善主要是由于黄斑水肿的减轻。

大规模患者植入FlAc的研究结果在2006年被多中心醋酸氟轻松葡萄膜炎研究小组首次报道。已经接受全身和局部治疗的长期非感染性后葡萄膜炎患者的278眼被随机分为0.59mg或2.1mg的FlAc植入组并随访3年。对于患有双眼疾病的患者，FlAc一般会被植入到葡萄膜炎更严重的眼中。

0.59mg剂量组的复发率从植入前的62%降至1年的4%、2年的10%、3年的20%。这些复发率显著低于未植入的对侧眼（1年、2年和3年分别为44%、52%和59%）（$P < 0.01$）。植入后3年，植入眼的平均视力与基线值比较无统计学意义差异，而对侧眼的平均视力下降显著（$P < 0.01$）。根据FA上的高荧光面积对黄斑水肿的评估，植入眼中ME的减少在1年时为86%，3年时为73%，而未植入的眼中1年时为28%，3年时为28%。在植入后1年、2年和3年时植入眼的ME平均面积保持统计学意义的显著下降（$P < 0.01$）。

2011年多中心葡萄膜炎类固醇治疗（Multicenter Uveitis Steroid Treatment，MUST）2年的试验结果发表，其中包括OCT对黄斑水肿的评价。这项由NIH资助的随机临床试验比较了255例非感染性中间、后部和全葡萄膜炎患者行FlAc植入治疗与全身治疗的安全性和有效性。此试验中黄斑水肿被定义为在Stratus OCT-3上测量的中心点黄斑厚度＞240μm。在基线时植入物组（41%）和全身治疗组（39%）的黄斑水肿眼比例相似。6

个月时与全身用药组相比，植入物组黄斑水肿眼的比例显著降低了（分别降至20%和34%，P=0.002）。第2年时尽管两组之间的差异不再有统计学意义（P=0.071），但两组较基线相比仍有改善（22%和30%）。

其他报道也显示了在植入FlAc后黄斑水肿有显著吸收。Shen等2013年报道了12只眼在植入后3个月，经多种SD-OCT参数测量发现FlAc可以使葡萄膜炎黄斑水肿早期改善或吸收（所有的均$P < 0.05$）。Arcinue等2013年报道16只眼的OCT中心视网膜厚度在植入FlAc后1年从术前的340μm下降到248μm。

FlAc植入使得需要用系统性糖皮质激素控制的后部炎症和黄斑水肿全身用药中断的比例高达77%。Jaffe等报道了在植入后34周，控制葡萄膜炎的全身用药比例从52.9%降至12.1%，球旁注射的比例从63%降至2.2%。

一些研究还关注了FlAc对特定葡萄膜炎类型的应用。Rush等调查了HLA-A29阳性鸟枪弹样脉络膜视网膜病变患者的36只眼中植入FlAc的结果。他们发现用荧光造影测量的黄斑水肿从基线的36%降至12个月后的6%（P=0.006）。

Mahajan等2009年报道了一系列接受FlAc植入的交感性眼炎（sympathetic ophthalmia，SO）患者。他们发现在治疗眼内炎症的全身性皮质类固醇激素的需求量降低的同时，视力也可以得到改善或稳定。作者认为患者的视力改善是由于黄斑水肿的消退所致的。

Hu等2011年对两例免疫恢复性葡萄膜炎患者的一项研究发现，如果同时使用更昔洛韦、高活性抗病毒治疗和FlAc植入后，黄斑水肿被吸收且巨细胞病毒没有再被激活。但是必须指出的是，因为已经有报道发现在免疫力低下或免疫缺陷的患者中植入FlAc后发生PCR证实的疱疹性坏死性视网膜炎、巨细胞内皮炎和巨细胞视网膜炎，所以对此类患者使用应倍加谨慎。

（四）并发症

FlAc植入最显著的并发症是眼内压的升高。FlAc植入后34周，59%的患者升高≥10 mmHg。FlAc植入2年后，61%的患者的眼压升高需要治疗（$P < 0.0001$），并且17%患者出现青光眼（P=0.0008）。在使用FlAc植入物3年时67%的患者眼压增加≥10 mmHg。MUST研究小组发现若眼压升高＞10mmHg，眼压绝对值＞30mmHg，那么需要药物或手术治疗的发生率会增加4倍之多。他们尽管有干预措施使眼压降低，但植入组仍有17%的患者发生了青光眼，而全身用药组只有4%（P=0.001）。

实际上，接受FlAc植入物的所有有晶状体眼都会在几年内出现视觉上明显的白内障。MUST研究人员报道，与只使用全身治疗者相比，在第2年时使用FlAc治疗者需要行白内障手术的风险增加了80%。Callanan等2008年发现3年后93%的有晶状体眼需要进行白内障手术，相比之下对侧眼只有20%（$P < 0.01$）。大部分白内障在植入后24周至2年之间被摘除。对于仍有弱视风险的儿童人群而言，白内障的形成更加值得关注。

而其他并发症就少见了许多。之前没有视网膜前膜者可能会形成视网膜前膜；植入后10%的患者出现一过性低眼压；0.4% ~ 4.5%的患者在植入术后发生了眼内炎，该数字在MUST研究的报道中发生率为1.3%；从后极部到FlAc植入物的玻璃体条带也被报道过；有1例患者在植入FlAc后出现了巩膜融解。

还有一些研究也指出，有的患者首次植入FlAc后平均32.5～38个月，因为炎症复发需要再次植入FlAc。移除或更换移植物可能与其他并发症相关。多达40.7%的移除病例会发生药物释放杯从移植物铆钉上解离，但很少发生视网膜撕裂和脉络膜上腔出血。有人认为移植物存在时间越长组件越易分离，这是因继发于药物释放杯和移植物铆钉之间的连接物水化导致，且主要存在于早期的移植物中。总体而言，分离平均发生在初次植入后46.7个月进行移除或置换时，能移除或置换完整的移植物平均在32.5个月。如果需要移除移植物，巩膜切口需要扩大至4mm以减少取出移植物时的张力，术中使用灌注也有帮助。

据报道与手术移除无关的移植物自发晚期脱离入玻璃体腔的发生率为5.4%，平均发生在移植术后71.1个月。在这些病例中，可以用灌注管和软尖套管双手操作移除分离的移植物。有报道有2例行Ⅰ期玻璃体切割手术的患者发生了晚期移植物自发脱离入前房引起角膜内皮损伤，这种情况可以做角膜切口取出脱离部分。

所需费用也是决定是否采用FlAc植入的另一项复杂因素。MUST试验研究小组2014年调查了非感染性葡萄膜炎用移植物治疗和全身系统治疗的成本效益，他们发现对双眼患病者而言，移植物治疗3年的总花费较高（移植物治疗平均花费6.93万美元，而系统治疗花费5.25万美元），生活质量的提高方面无统计学意义的显著差异。对单眼患病者，两组3年的花费相差不大（移植物治疗平均花费3.88万美元，而系统治疗花费3.34万美元）。虽然单眼患病者植入物组的生活质量有提高，但差别并没有统计学意义（P=0.12）。作者的结论是在大多数情况下，对于单眼葡萄膜炎患者来说，与全身治疗相比植入物具有更合理的成本效益，但是对于那些患有双眼疾病的患者则不然。

五、结论

对于葡萄膜炎患者行玻璃体切割术，文献中报道的总体趋势是可以使黄斑水肿减少、视力提高和用药减少，但这还需要进行大规模的前瞻性随机临床试验来证实。在进行这样的试验之前，应根据具体情况评估对于持续性葡萄膜炎黄斑水肿是否应行Ⅰ期玻璃体切割术。如果葡萄膜炎黄斑水肿与其他并发症，如视网膜前膜、玻璃体积血或视网膜脱离有相关时，玻璃体切割术可能具有改善黄斑水肿的益处。

FlAc植入物已被证明在大多数情况下可以有效缓解葡萄膜炎黄斑水肿，但与植入操作相关的风险及移植物眼长期类固醇暴露的相关风险较大，因此必须对每一个病例加以全面考虑。不过对许多患者来说，FlAc植入为慢性葡萄膜炎中的黄斑水肿全身治疗提供了有可行性的替代方案。

（黄剑锋译　陈　彤审校）

参考文献（请扫描本书目录页二维码）

第10章
糖尿病性黄斑水肿的手术治疗

Katherine E. Talcott，Dean Eliott

一、概述

糖尿病性黄斑水肿（DME）是糖尿病性视网膜病变引起视力丧失的常见原因，它通常由异常视网膜毛细血管和微动脉瘤的液体渗漏造成。早期糖尿病性视网膜病变的治疗研究（ETDRS）证实激光光凝术的有效性，推测原因是降低了血管渗透性。此外，玻璃体视网膜界面的机械性原因也被认为对某些患者有作用。

DME的治疗选择包括全身药物治疗和眼科治疗。控制高血糖和高血压的全身治疗可降低1型和2型糖尿病患者糖尿病视网膜病变的发生和发展进程。除此之外，还可以采用很多眼科治疗。ETDRS研究显示，黄斑局部格栅样激光光凝治疗可以使DME所致视力丧失的风险降低50%，但在其研究结束时只有3%的患者有≥3行的视力提高。其他DME治疗包括玻璃体内注射类固醇，如曲安奈德、地塞米松和氟轻松。目前哌加他尼、贝伐单抗、雷珠单抗和阿柏西普等抗血管内皮生长因子（VEGF）药物的玻璃体内注射业已成为主流治疗。

除了这些治疗选择之外，针对特定DME病例的玻璃体视网膜界面异常的手术治疗也正日益得到认可。不同的研究组报道了玻璃体切割联合或不联合视网膜前膜（ERM）撕除，以及联合或不联合内界膜（ILM）撕除在DME治疗的结果。在本章内我们的目的是观察手术干预在DME患者中的效用，更具体地说是观察手术对玻璃体视网膜界面异常患者的效果。为了回顾文献，下面我们将玻璃体视网膜界面异常进行分类的方法是有用的。

二、手术干预的原因

由于多种机制中玻璃体已经被认为是导致DME的原因，所有机制最后都导致血管通透性增加。玻璃体可引起Müller细胞的牵拉，包括前后、斜向和切向，于是导致细胞肥大、增殖和血管渗漏。这种牵拉力还可导致视网膜内血管扭曲，以至于出现血管渗漏和黄斑微循环紊乱。

玻璃体切割术可以帮助缓解这种牵拉，也可以帮助消除在糖尿病视网膜病变中所分泌的VEGF、PDGF等能促进黄斑水肿的细胞因子。玻璃体切割术也可能潜在地抑制由机械应激诱导产生的炎性细胞因子的释放，如碱性成纤维细胞生长因子。最后，玻璃体切割术还可以增加玻璃体腔的氧分压，从而改善眼后段的氧饱和度。

早在 1988 年一项支持这一观点的观察研究中，Nasrallah 等观察到与没有黄斑水肿的眼相比，DME 眼中玻璃体后脱离（PVD）的发生率较低。后来 Lewis 等在 1992 年报道显示在为 DME 及后部玻璃体牵拉行玻璃体切割术后，80% 的黄斑水肿被吸收。此外，Hikichi 等在 1997 年观察到 55% 的玻璃体后脱离患者黄斑水肿可自发消退，而在完全 PVD 的患者中只有 25%。

三、手术干预的指征

（一）在位且伴有紧密粘连的后部玻璃体

与微动脉瘤引起的局灶性水肿相比，它所导致的弥漫性黄斑水肿特征在于因血 - 视网膜屏障的广泛中断而引起渗漏区域的分界不清，且有时还与紧密粘连的后部玻璃体相关。因此对 DME 的弥漫性渗漏而言，确认紧密粘连的后部玻璃体与玻璃体切割术后疗效是否满意有关。正如上面所述，Lewis 等描述了 10 例对激光光凝效果不好的弥漫性黄斑水肿的 DME 患者。这些患者没有 PVD，但具有紧密粘连的后部玻璃体的生物显微证据。在玻璃体切割术时移除玻璃体后界膜使 9 例患者黄斑水肿减轻。10 例患者中的 6 人视力（VA）改善了 2 行或更多。随后，Harbor 等描述了 10 例接受玻璃体切割手术的 DME 眼，它们被临床诊断为紧密粘连后部玻璃体。其中 4 只眼视力改善（总范围从 2 行至 6 行），其他眼视力也保持稳定。

还有其他研究关注了玻璃体在位且有弥漫性 DME 的患者行玻璃体切割联合 ILM 撕除手术的效果。Gandorfer 等在 12 只眼中评估了这种联合手术方法，其中 10 只具有黏附的玻璃体。在所有这些眼中，视网膜增厚均消退或减轻，有 11 只眼视力改善至少 2 行。总之，这些研究表明玻璃体切割术对存在紧密粘连后部玻璃体的弥漫性 DME 患者是有益处的。

通过减轻切向张力，玻璃体切割术对于存在紧密粘连后部玻璃体的弥漫性 DME 有效。在弥漫性 DME 中，可以通过荧光素血管造影（FA）观察到内血 - 视网膜屏障的通透性，而动物模型提示外血 - 视网膜屏障被破坏。现认为玻璃后界膜的凝聚和收缩是引起玻璃体黄斑切向牵拉和视网膜血管通透性增加的原因。最近 OCT 成像表明，这些切向牵拉力可能会导致亚临床黄斑脱离。Kaiser 等回顾了 9 例合并后部玻璃体牵拉 DME 患者的 OCT 图像，他们发现所有患者的视网膜都增厚，且有 8 例发生较浅的黄斑区牵拉性脱离。他们认为用玻璃体切割手术解除这种脱离可以解释这些患者为什么视力得到了改善。不过无论其机制如何，这些研究都支持对合并紧密粘连后部玻璃体的 DME 患者，可以用玻璃体切割术解除后部玻璃体牵拉。图 10-1 是一例合并紧密粘连后部玻璃体的 DME 病例，其在 OCT 上的有黄斑水肿，FA 上有弥漫性黄斑渗漏。在玻璃体切割术使玻璃体后脱离后第 3 个月就发现眼底的改变及黄斑水肿的改善。

（二）在位的玻璃体和玻璃体黄斑牵拉

玻璃体黄斑牵拉（VMT）与中心凹扭曲相关，而且有这种病变的眼常对手术干预的反应良好。OCT 是最好的观察手段，VMT 被定义为玻璃体黄斑粘连和牵拉伴中心凹旁的玻璃体视网膜的分离。图 10-2 提供了有 DME 和 VMT 的糖尿病患者的例子，其中后部玻

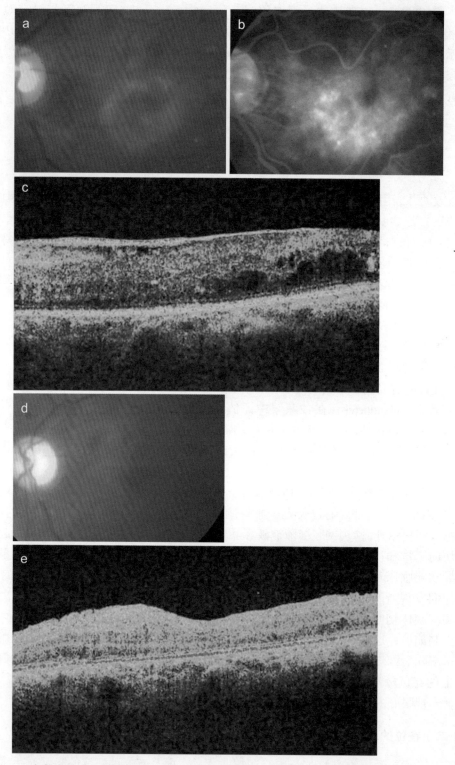

图 10-1　有紧密粘连后部玻璃体的患者行玻璃体切割术后弥散性DME的改善及玻璃体后脱离

a.术前眼底照片；b.术前FA的晚期显示弥漫性渗漏；c.术前OCT显示玻璃体增厚和黄斑水肿；d.术后眼底照片；e.玻璃体切割术后3个月OCT，玻璃体已经后脱离且黄斑水肿改善明显

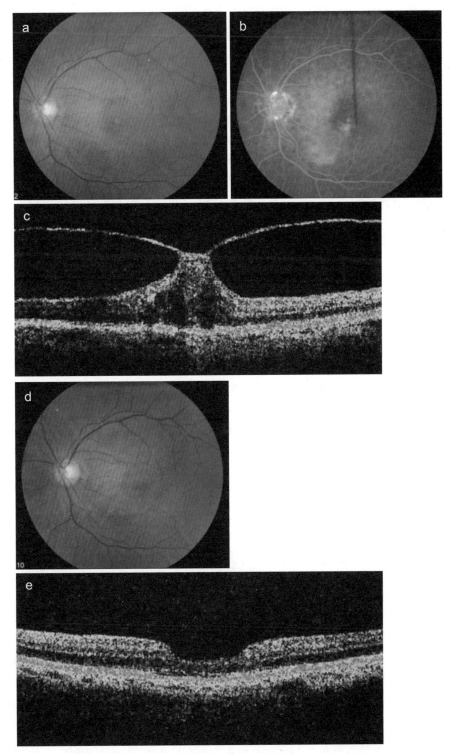

图 10-2 有玻璃体黄斑牵拉的糖尿病患者玻璃体切割术后 DME 的改善及玻璃体后脱离

a. 术前眼底照片；b. 术前荧光血管造影；c. 术前 OCT 显示中心凹后玻璃体粘连，周围旁中心凹玻璃体后脱离和 DME；
d. 术后眼底照片；e. 术后 OCT 显示在玻璃体切割且未行 ILM 撕除术后玻璃体黄斑牵拉的解除以及 DME 的吸收

璃体粘连在中心凹处，但是中心凹旁的玻璃体已经分离。

糖尿病视网膜病变临床研究网（DRCRnet）发表了一项大型的玻璃体切割术的前瞻性研究，这项研究调查了至少有中度视力减退和VMT的DME眼行玻璃体切割手术的作用。该研究包括87只基于"研究者评估"患有VMT的眼睛，基线视力为20/63至20/400，OCT中心区域厚度＞300μm。不过玻璃体切割手术以外的操作并未被标准化。其中61%进行了视网膜前膜剥离，54%进行了ILM剥离。结果显示至少术后6个月，中位OCT厚度下降了160μm，68%眼的黄斑区厚度下降≥50%。38%的眼视力改善≥10个字母，而22%的眼视力下降≥10个字母。玻璃体黄斑牵拉被解除后，通过OCT可检测到黄斑水肿改善（图10-2）。基于这项研究，与VMT相关的DME做玻璃体切割术似乎是有益的。然而，这项研究有几个缺点：首先没有对照组，VMT是由临床判断而非标准化定义来判断的；另外，手术干预措施没有规范化。但总的看来，这些结果表明玻璃体切割术联合后部玻璃体脱离和移除可能有利于伴有VMT的DME改善。

（三）在位的玻璃体且没有可见的牵拉

除了紧密粘连的玻璃体或VMT的病例外，还有一些文献描述了在一些玻璃体在位但没有可见牵拉的患者中使用玻璃体切割术所起的积极作用。Ikeda等描述了在前OCT时代患者的3只眼睛接受玻璃体切割术之前并没有牵拉的临床证据，所有患眼术后5d囊样改变均消失。弥漫性黄斑水肿在2周内吸收，视力得到维持或改善。Otani等随后在玻璃体切割术前后评估了13只在OCT上有视网膜水肿的DME眼。术后6个月时平均中心凹厚度下降显著，从630μm下降到350μm。在38%的眼中最佳矫正视力（BCVA）改善超过2行，54%的眼视力维持不变。另外La Heij等发现21只玻璃体在位而没有牵拉的DME眼在玻璃体切割手术后平均3个月所有眼的黄斑水肿均吸收且视力改善（中位数增加5行）。综上所述，这三项研究表明，即使没有已知的牵拉，在玻璃体在位眼的DME中实施该手术也是有益的。

这些玻璃体在位但没有牵拉的患者能受益于玻璃体切割术有几个原因：首先有些后部玻璃体亚临床的牵拉可能在临床上没有检测到，比如Ikeda和La Heiji等的研究就没有用OCT进行评估。另外，玻璃体切割手术可能会增加玻璃体的氧张力。无论如何，这些关于DME的研究结果都不如那些包含已知牵拉的患者结果那样更有说服力，但是对于那些难治性病例而言仍可以考虑实施。

（四）玻璃体后脱离（PVD）

基于上述研究，可以发现牵拉似乎是导致DME眼视网膜弥漫性渗漏的一个重要原因，且玻璃体切割手术可以使之改善。如果玻璃体已经后脱离，并且没有其他已知能引起牵拉的病因如视网膜前膜（ERM），则行手术的理由就较少了。一些研究已经分析了这种情况。

Ikeda等在2000年描述了5只在检查中发现玻璃体后脱离且没有ERM的DME眼，病变都在术中得到了证实。玻璃体切割术后有4只眼DME吸收且全部眼的视力都有提高。这归因于手术后细胞因子被清除且玻璃体内氧张力的提高。但其他研究却没能重复这些发现。Massin等用OCT评估了玻璃体切割术前后的8只弥漫性DME眼，它们有玻璃体后脱离但没有ERM。虽然手术后视网膜厚度从522μm降至428μm，但中位视力实际上却从20/100降至20/200。这些研究表明，玻璃体切割术通常不适用于那些玻璃体已经后脱离且没有牵拉的轻度DME患者。

（五）玻璃体后脱离与视网膜前膜

如同紧密粘连的后部玻璃体或VMT一样，视网膜前膜（ERM）也可以引起视网膜牵拉并促进DME的形成。在有ERM的DME病例里，ERM剥除被认为是玻璃体切割术的辅助手段。尽管大多数关于DME手术干预的研究都集中在有后部玻璃体牵拉的病例上，但一些研究团队还研究了在DME眼中行ERM剥除的作用。例如，由Yamamoto等研究的一个DME患者亚组，患者在进行玻璃体切割和膜剥离之前有PVD和ERM。这个亚组的5名患者术后平均视力有显著改善，且60%的眼最终视力改善了2行以上。虽然平均中心凹厚度从448μm减少到238μm，但这种差异没有统计学意义。图10-3展示了有PVD和ERM的糖尿病患者用OCT观察的病例；玻璃体切割和剥膜后中心凹轮廓改善。对合适的病例可考虑联合剥膜的玻璃体切割术。实施标准与那些非糖尿病患者的ERM相同。对明显的、与ERM相关的、有症状性视力丧失应考虑手术治疗。

四、糖尿病眼玻璃体切割时内界膜撕除的作用

（一）手术干预的原因

作为玻璃体切割术的辅助手段，对于合适的DME病例建议剥除内界膜。由于细胞增殖和细胞外基质的沉积，内界膜可能在DME中增厚。这导致玻璃体和视网膜之间的水分运动减少、间质中蛋白质的沉积、蛋白质向玻璃体腔的扩散减少和黄斑水肿。剥除这种增厚的内界膜可以消除细胞因子和氧气扩散的可能障碍，并且也利于帮助确保完全去除残余的玻璃体皮质。因为对类似于紧密粘连的后部玻璃体或VMT来说，内界膜也可以施加切向牵拉力，内界膜剥离可以确保完全去除视网膜前细胞。这样通过去除增殖细胞的支架可以限制术后ERM的形成。基于以上原因，内界膜剥除已被提议作为适合DME病例的玻璃体切割术的辅助手段。

为了更好地理解内界膜剥除是如何使患者获益的，一些试验已经完整研究了其病理学和影像学的变化。Gentile等描述了2例弥漫性DME已做玻璃体切割术的病例，他们均有紧绷的内界膜。在重复行玻璃体切割联合内界膜剥除手术后，黄斑水肿及视力均有改善。而用免疫染色分析ILM，发现其具有平滑肌肌动蛋白（smooth muscle actin，SMA）免疫反应性的内单层细胞，呈角蛋白阳性（视网膜色素上皮细胞）和（或）胶质纤维酸性蛋白阳性。由于SMA提示了肌成纤维细胞分化及RPE和胶质细胞的收缩能力，因此这些变化可能会引起切向牵拉，而内界膜剥除可解除这种变化。这种由内界膜施加的切向牵拉也被Abe等的一个影像学研究所证实。他们进行了一项包括26只DME眼的回顾性病例调查，用OCT成像鉴定了在断层扫描上发现的牵拉和在三维成像上发现的细小皱褶。剥除内界膜后，即使是那些在断层扫描上没有牵拉的眼中细小皱褶也被解除。手术获得的标本证实，细小褶皱中包括了内界膜。这表明即使在标准的断层扫描中不明显，ILM剥离也可以帮助解除DME的切向牵拉问题。

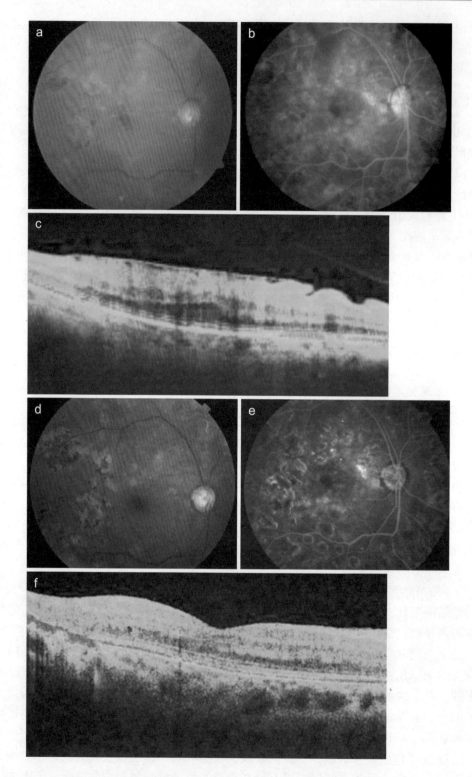

图10-3　有ERM和PVD的糖尿病患者在行玻璃体切割及前膜剥除后黄斑水肿及中心凹形态改善

a.术前眼底照片；b.术前荧光血管造影；c.术前OCT显示PVD和ERM；d.术后眼底照片；e.术后荧光血管造影；f.OCT显示玻璃体切割术且未行ILM撕除术后玻璃体黄斑牵拉的解除以及DME的吸收

（二）手术干预的指征

虽然内界膜剥除已经被提出是对DME行玻璃体切割手术的一种有用的辅助治疗，但文献报道的结果却意见不一。Kamura等评估了在玻璃体切割术中联合内界膜剥除的34只DME眼，他们发现与单独行玻璃体切割术治疗的眼相比，无论内界膜是否剥除，玻璃体切割术后的视力均有明显提高，且两组间无显著差异。Bahadir等也报道了17例在玻璃体切割术中联合内界膜剥除的DME眼，并将其与行单纯玻璃体切割术的患者做了比较，同样发现两组术后视力均有显著改善且两组之间无差异。Rosenblatt等回顾了26例难治性而且没有牵拉的DME眼，它们做了玻璃体切割联合内界膜剥除术。平均视力（50%的眼提高至少两行）和平均中心凹厚度（从575μm降至311μm）均有统计学意义的改善。Patel等评估了行玻璃体切割联合内界膜剥除手术治疗弥漫性难治性DME的10只眼，和单纯玻璃体切割术相比，发现术后内界膜剥除与中心凹厚度及黄斑容积的改善显著相关，但与视力的变化却无关。另外，Recchia等报道对10例激光治疗无效的弥漫性DME患者行玻璃体切割术联合内界膜剥除术后，黄斑中心厚度和视力均有改善。最后，Yanyali等在一项前瞻性研究中用玻璃体切割术联合内界膜剥除治疗了12只DME眼，与激光治疗的对照组相比，他们发现手术组平均中心凹厚度和视力有显著改善，但激光组没有。在后续的研究中，Yanyali等又回顾分析了27例进行玻璃体切割联合内界膜剥除术的DME眼，发现中心凹厚度显著降低且视力有显著改善。总的来看，这些研究大部分都报道了内界膜剥除的一些好处；但中心凹解剖的恢复比视力的改善更常见。临床实践中对弥漫性DME到底是否行内界膜剥除术是有争议的，如同在DRCR研究报道的玻璃体切割研究中所显示的那样，约有54%的手术医生会选择撕除内界膜。

五、预后因素

现在，手术干预DME能够带来较好疗效的几个相关预后因素已被确定，其中最重要的就是术前的视力情况和手术干预的时间早晚。Pendergast等发现预后与术前和术后视力的强相关性。他们检查了55例进行了玻璃体切割术并剥离了紧密粘连后部玻璃体的DME眼，发现术前BCVA为20/200或更差的患眼对玻璃体切割术的反应较差。术前BCVA为20/100或更好的患眼视力平均改善了60%，但视力为20/200或更差的患眼只改善18%。Harbor等检查了10例接受玻璃体切割手术治疗有紧密粘连后部玻璃体的DME患者，他们发现其中有3例因DME视力急剧下降而随后接受即时手术治疗（＜1个月）的患者最终的BCVA改善最显著。

可以通过识别光感受器损伤标记物来测定视觉潜能受限的程度，已有一些研究使用OCT来判断影响DME和手术干预的预后因素。Maheshwary等使用OCT测量了62只DME眼，发现IS/OS连接处损坏的百分比和视力之间存在显著的统计学相关性。另外，Chhablani等研究了34只接受玻璃体切割术治疗的耐药性DME患眼，发现外界膜（ELM）的完整性与术后结果相关。最后，Nishijima等对接受玻璃体切割手术的32只DME眼的研究发现，在外层视网膜的高反射病灶可以预测光感受器损伤和视力下降的程度。

此外，其他眼部和全身预后因素业已被发现。Wakabayashi等对51例接受玻璃体切割手术的DME患者的研究发现，较长的眼轴与术后较好的视力有关。更好的血糖控制也与更好的治疗结果相关。Yamada等观察了44例接受玻璃体切割联合内界膜剥除术的糖尿病患者，发现更高的糖化血红蛋白水平与术后更厚的黄斑厚度显著相关。这些研究表明，通过分析视网膜、眼部和全身的因素可以帮助判断哪些DME患者可以从手术干预中获益。

六、结论

如果考虑到玻璃体视网膜交界面问题的分类，则对特定DME病例行玻璃体切割术的作用结果就会更加了解。当有紧密粘连的后部玻璃体或玻璃体黄斑牵拉存在时，玻璃体切割手术对大多数DME病例是有益的。即使没有观察到牵拉，对于一些后部玻璃体仍粘连的特定病例玻璃体切割手术仍然有效。当已经发生玻璃体后脱离时，玻璃体切割手术对于那些有ERM存在的特定病例是有益的。

一般对特定的DME的病例进行玻璃体切割术或其他手术干预后，术后的恢复比视力的提高更为常见。正如前面所述，术后视力可改善（5～15）个字母，但在某些情况下也会出现降低。尽管视力改善有限，但OCT的结果变化往往更令人印象深刻。OCT显示术后中心凹厚度通常降低（100～250）μm或视网膜增厚减少50%以上。但OCT的改善并不能代表显著的视力提高，这一事实可能反映了玻璃体切割术常常用于顽固性DME病例，这些病例因为长期的水肿会伴有不可逆的黄斑损伤。

总之，具有可见的玻璃体和（或）视网膜前表面牵拉的眼最有可能在玻璃体切割术后得到改善，而那些没有可见牵拉的难治性黄斑水肿眼不太可能因手术改善。不幸的是，即使在这种情况下，视网膜增厚的改善通常也比视力的改善更能更为显著。然而，玻璃体切割手术和其他手术干预对于特定DME病例还是有益的，尤其是在光感受器发生损伤前就进行了早期的手术干预受益则更显著。

（黄剑锋译　陈　彤审校）

参考文献（请扫描本书目录页二维码）

第11章
玻璃体视网膜交界处黄斑囊样水肿的手术治疗

Mauricio Maia，Juliana Bottós，Javier Elizalde，Emerson Badaro，J.Fernando Arevalo

一、概述

1953年，Irvine首次描述了眼科手术后发生的黄斑囊样水肿（CME），它与一些炎症因子如前列腺素、白三烯、组胺、缓激肽、血小板活化因子（platelet-activating factor，PAF）和白细胞介素（IL）-1的释放相关。他在文章中描述了白内障囊内摘除术后发生角膜切口玻璃体嵌顿患者的黄斑部发生的囊变。但是，如今这个称谓仍被应用于任何眼科手术后出现的黄斑水肿。这类病变的典型特征是玻璃体腔内释放的细胞因子造成了视网膜外丛状层的水肿，进而形成黄斑囊性改变，在荧光血管造影（FA）上表现为花瓣状的高荧光（图11-1a）；此外，黄斑囊样水肿在频域光学相干断层扫描（OCT）上也有典型表现（图11-1b）。这部分内容已在其他章节有所描述。这种病变尤其应与玻璃体黄斑牵拉（VMT）综合征相鉴别，其他相关的鉴别诊断的疾病包括：视网膜前膜、黄斑裂孔、

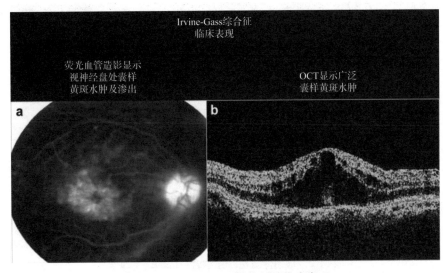

图11-1　Irvine-Gass综合征的临床表现

a.荧光血管造影在黄斑区渗漏导致的囊样黄斑水肿，花瓣样渗漏；b.光学相干断层扫描（OCT）显示由于炎性介质释放导致的囊样改变（译者加注Irvine-Gass综合征是一种白内障摘除术后发生的黄斑囊样水肿）

年龄相关性黄斑变性和中心性浆液性脉络膜视网膜病等。

1970年，Reese及同事们描述了一类由于不完整的玻璃体后脱离（PVD）造成的黄斑区牵拉，进而造成黄斑病变，同时伴有视力下降。尽管当时还没有先进的成像技术（比如OCT），他们用组织学研究的方法确认了这种黄斑病变的存在，进而提出了玻璃体黄斑牵拉（VMT）综合征的概念。

二、流行病学

在观察性及干预性研究中，被诊断为VMT的患者平均年龄为65～75岁，其中绝大部分为女性，约80%的VMT为单眼发病。随着年龄的增长，视网膜前膜（ERM）的出现概率也在增高，50岁以上的人群中患有视网膜前膜的概率约为2%，70岁以上的人群中患有视网膜前膜的概率则为20%。有20%～30%的视网膜前膜为双眼发病。特发性VMT综合征可发生于任何性别、年龄段及种族的人群中，但女性的发病率似乎要更高一些（约65%），这可能是由于较早出现的不完全的玻璃体液化导致的PVD造成的，而这些变化的出现可能与绝经后雌激素水平的下降有关。

三、CME与玻璃体黄斑牵拉的病理生理

两种疾病中有一种常见的病理生理学现象——玻璃体浓缩（图11-2a）。随着年龄的增长，玻璃体发生液化、脱水，最终导致玻璃体后脱离（PVD），PVD并不是一种病理现象，在大多数人群中并不会造成损害。但如果玻璃体中的黏多糖和透明质酸失去平衡，而黄斑区玻璃体视网膜的连接不减弱，此时就会发生黄斑区玻璃体的异常黏附（vitreomacular adhesion，VMA）（图11-2b），进而导致异常的PVD，不过通常情况下这些并不会对黄斑区的结构造成破坏。

局限性VMA是指中心凹旁的玻璃体皮质与周边视网膜脱离后粘连到了黄斑部，这种

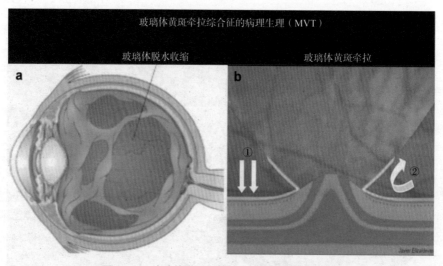

图11-2　玻璃体黄斑牵拉综合征的病理生理学

a.玻璃体后脱离和玻璃体脱水收缩的自然过程。b.在玻璃体黄斑牵拉综合征中视网膜前膜增生的机制，引用自Johnson和Chang等。①在部分玻璃体后脱离后，内界膜内形成小裂隙，使得胶质细胞进入到视网膜表面（箭头所示），成为ERM增生的支架。②这些细胞也在脱离的玻璃体后界面增生（箭头所示），使玻璃体与黄斑结合得更加紧密

情况通常不是病理性的，并且不会引起任何症状，也不会对视网膜造成可识别的损伤。但是VMA有时也会对黄斑区的结构造成影响，形成我们所说的玻璃体黄斑牵拉（VMT）综合征（图11-2b）；大多是因为玻璃体黄斑脱离时的牵拉力过大，从而造成了黄斑区结构的异常（图11-2b）。

在VMT中，黄斑区的牵拉力会造成2种不同的病变（图11-3）：①较局限的牵拉力也被称为V型黄斑牵拉，通常作用范围＜1500μm：造成黄斑裂孔（图11-4）和黄斑囊样水肿（图11-5）。②范围较广的牵拉力也被称为J型黄斑牵拉，通常作用范围＞1500μm：造成视网膜前膜的形成和网膜的薄变（图11-3）。

因此VMT是病理性的、有症状性的。症状通常包括视物变形和视力下降。而无症状的VMA不是治疗的指征，而是PVD进程中正常的一部分。

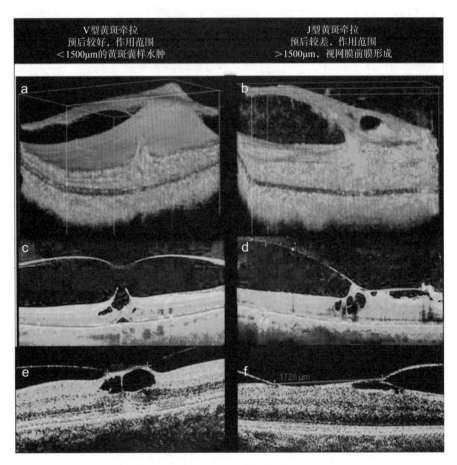

图11-3　根据HD-OCT形态与玻璃体黄斑粘连范围来对VMT综合征进行分类

a.三维SD-OCT显示的V型VMT（局限性，范围＜1500μm）和囊样黄斑水肿；b.三维SD-OCT显示的J型VMT（广泛性，范围＞1500μm）和视网膜前膜；c.V型VMT（局限性，范围＜1500μm）和囊样黄斑水肿；d.三维SD-OCT显示的J型VMT（广泛性，范围＞1500μm）和视网膜前膜；e.局限性VMT的治疗主要根据牵拉的范围决定，黄斑区切线方向粘连最大范围为698μm，在一项包含36只眼进行的眼内手术研究中得到了VMT形态分类的初步数据，与这些数据进行对比可以进行手术预后的分析；f.广泛VMT的治疗根据牵拉范围决定，黄斑区切线方向粘连的最大范围为1728μm，在一项包含36只眼进行的眼内手术研究中得到了VMT形态分类的初步数据，与这些数据进行对比可以进行手术预后的分析

四、诊断

诊断的第一步是充分了解患者的病史，包括症状的类型和持续时间、既往眼科病史（如青光眼、既往眼科手术史、外伤史等）、既往全身病史（如系统疾病和用药史）包括是否服用过影响或增加黄斑水肿的药物（如烟酰胺、局部前列腺素类似物）。引起黄斑结构改变的黄斑病变VMT和ERM的主要症状包括：视力（visual acuity，VA）下降、视物变形、视物变小和有时出现的闪光感。

因为局限性VMT很少引起症状，所以患者经常由于其他原因进行OCT检查时被确诊。VMT的缓慢和较强牵拉力可进一步使视网膜扭曲，进而造成视网膜层间囊样水肿或后极部牵拉视网膜脱离。当视网膜间的囊样水肿造成了内界膜（ILM）的破裂则会形成板层裂孔，如果从ILM到视网膜神经上皮层（RPE）全部断裂则会形成黄斑全层裂孔（图11-4），

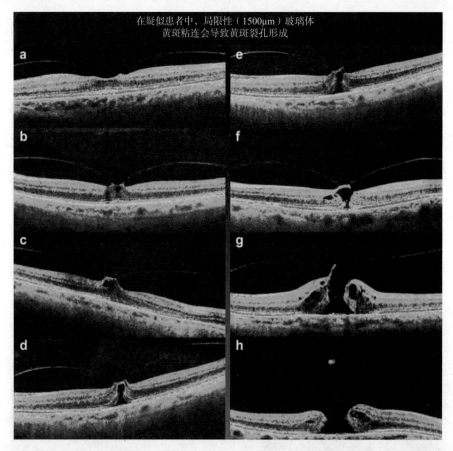

图11-4　在局限性VMT综合征（范围＜1500μm）黄斑裂孔的形成过程及不同时期VMT患者的HD-OCT表现

a.在一些没有明显症状的患眼中，存在异常且紧密的玻璃体黄斑粘连，形成持续的黄斑牵拉；b.玻璃体黄斑粘连改变了黄斑的解剖结构，造成了玻璃体黄斑牵拉（VMT）综合征；c.VMT和相关的囊样黄斑水肿。目前仍不清楚为何一些患者发展为全层裂孔，而另一些患眼发生玻璃体后脱离导致使得牵拉力量减弱；d.如果黄斑区的牵拉持续存在，囊样黄斑水肿可能会形成假囊性改变，发展为IB期黄斑裂孔；e.牵拉形成了2期黄斑裂孔，伴有与黄斑孔相关的偏心假性孔盖和旁中心凹的视网膜脱离；f.牵拉造成了2期黄斑裂孔的进展，伴有假性偏心性孔盖，孔周边缘有囊性改变，旁中心凹的脱离更加明显；g.持续牵拉造成3期黄斑裂孔的形成；h.持续牵拉造成4期黄斑裂孔

从检查中可以观察到视网膜结构的中断及黄斑区周围的水肿。

眼底照相应包括周边视网膜，以排除其他可能导致黄斑水肿的疾病，如视网膜裂孔、血管病变、脉络膜视网膜炎及眼内肿瘤。

在有手术指征的患者中，OCT 可以有效地评估视网膜结构异常的位置、帮助预测术后视力以及进行术后的随访，例如 OCT 可以显示复发或残留的 ERM。视力的预后可以通过评估椭圆体带（IS/OS 联合体）和外界膜（ELM）结构的完整性来完成。

单凭临床检查很难对 VMT 综合征进行诊断。尽管眼底镜检查十分周密，但玻璃体视网膜之间半透明的紧密粘连改变仍不易被察觉。这也解释了为何这种病变很罕见或易被漏诊。VMT 的典型临床体征包括黄斑区网膜表面的皱褶，这与 ERM 的临床表现相似。虽然以往认为这种综合征发病率较低且与其他黄斑疾病没有显著关系，但现在认为 ERM 可能与大部分的 VMT 发病都有关。此外玻璃体后界膜的增厚与紧密粘连也与其相关，牵拉造成的 CME 是 VMT 综合征的一类亚型，这可能是由于部分玻璃体后脱离（PVD）过程中局灶性的玻璃体黄斑牵拉而造成的。

五、与玻璃体黄斑牵拉相关的 CME 分类

在这一章的内容里我们要讨论 CME 的手术治疗。为了便于学习，我们根据不同的病理生理改变、荧光血管造影结果（FA）和 OCT 检查结果，将可能适合手术治疗的 CME 分为下面 2 种不同的临床类型：①白内障术后玻璃体持续的牵拉导致继发玻璃体黄斑牵拉（VMT）而造成的 CME　这些病例的血管造影检查中经常可以发现乳头状的水肿（广泛的 FA 渗漏）形成黄斑区花瓣状的荧光渗漏，OCT 检查中可以发现由于大量炎症因子的缓慢释放而造成的广泛 CME，而这些都可能造成继发的牵拉，如后极部玻璃体牵拉和（或）视网膜前膜（ERM）的形成（图 11-1）。②原发 VMT 造成的 CME　参见图 11-2 至图 11-5。在这些病例中，原发病变是异常且不完全的玻璃体后脱离（图 11-3）。血管造影经常是阴性的或者没有乳头状水肿（视盘和黄斑区极少的 FA 渗漏），OCT 检查可以发现由于原发牵拉因素和较少炎性因子释放而导致的局限 CME（图 11-3 至图 11-5）。这种 CME 在眼底照相、FA 和 OCT 检查中很少出现黄斑部的改变（图 11-5）。但有时也会伴有 ERM 的形成（图 11-6）。

（一）CME 与继发的玻璃体视网膜界面紊乱

在人工晶状体眼中，CME 继发的玻璃体视网膜界面紊乱经常与 ERM 的形成相关。如果患者经过药物治疗（局部或玻璃体腔注射激素 / 抗 -VEGF）后最佳矫正视力（BCVA）低于 20/40 和（或）有视物变形，这时即具有手术干预的指征。

（二）玻璃体黄斑牵拉继发的 CME

玻璃体附着于眼内所有连续的结构，包括视网膜的内界膜（ILM）。VMT 的定义是黄斑区玻璃体异常粘连可能造成的黄斑区形态异常。初期 VMT 可能有 3 种基本的黄斑形态异常（图 11-5）：① CME；②黄斑裂孔；③视网膜前膜和视网膜水肿。

总而言之，最佳矫正视力低于 20/40 和（或）持续的视物变形超过 6 个月的患者可以通过睫状体平坦部玻璃体切割术（pars plana vitrectomy，PPV）来进行手术干预。

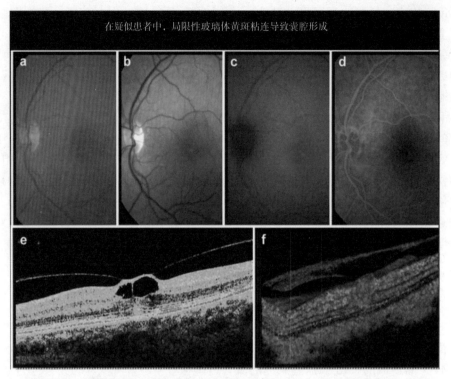

图11-5　一位有牵拉性黄斑囊样水肿的患者影像展示a.眼底彩色照相；b.无赤光照相；c.自发荧光照相；d.荧光素血管造影

　　a.眼底彩照显示黄色区域与自发荧光模式的高荧光相对应。d.与中期荧光血管造影上毛细血管少量渗漏相对应，显示两种情况完全不同。e.f.高分辨率光学相干断层扫描显示局限性玻璃体黄斑粘连伴有旁中心凹玻璃体后脱离，造成牵拉性囊样黄斑水肿。d.局限性黄斑渗漏不伴有与牵拉相关的盘状水肿患者造影，与那些显示花瓣样水肿患者的造影完全不同，后者是由于细胞因子的介导形成的（图11-1a）；而OCT显示的图像与细胞因子介导相关的黄斑水肿相比，牵拉因素（e～f）所造成的黄斑水肿较轻（图11-1b）

六、VMT与相关的黄斑部视网膜前膜（广泛VMT：范围 > 1500μm）

　　ERM因为具有广泛的粘连范围（图11-3b），其可能在慢性VMT综合征中扮演重要角色。部分具有玻璃体牵拉的PVD可以引起ILM内小的裂隙，这样可使胶质细胞通过裂隙达到视网膜浅层（图11-2b）。在这些病例中，视网膜表面的纤维胶质细胞纤维膜从视网膜表面增生至脱离的玻璃体后表面上。这种增生使玻璃体黄斑粘连更加紧密，阻止了玻璃体与黄斑区的自发脱离，进而延长了VMT的时间（图11-2b）。而且，视网膜表面的纤维胶质细胞纤维膜增生使得后部的玻璃体锚定在周围的视网膜表面，增厚并加固了已脱离的后部玻璃体，于是增加了切线方向的牵拉力，使得收缩力更强。因此因VMT粘连而造成的前后方向的牵拉力加大（图11-6）。

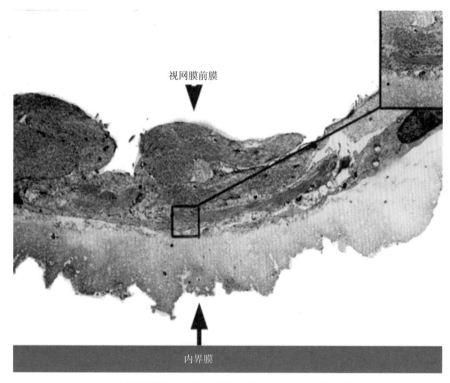

图 11-6 电子显微镜下的视网膜前膜（ERM）和内界膜（ILM）

图像显示了一段 ILM（箭头所示）和视网膜前膜（三角箭头所示）（TEM 3800）。表层周围的基质是由适量胶原纤维和胶原蛋白组成（图片右上角为展板，TEM 为 24000）。ERM 和 ILM 之间的复合物是 ILM 染色与剥除的基础，这样能够尽量减少 ERM 复发和（或）黄斑水肿的可能性

七、黄斑裂孔和牵拉性黄斑囊样水肿（局限 VMT：范围 < 1500μm）

在具有牵拉性 CME 的患眼中，玻璃体与视网膜的关系与具有早期特发性黄斑裂孔（MH）和图 11-4a ～ c 的患眼相类似。黏附的范围越小，那这个范围内形成的牵拉力就愈大，进而造成更严重的临床问题。这种局限黏附的情况，同时也被称作玻璃体中心凹牵拉综合征，促成了 MH（图 11-4d ～ f）和 CME 的形成（图 11-4a ～ c）。这种小范围的粘连所造成的强大牵拉力可以造成这种变异类型的 VMT，也被称作牵拉性 CME（图 11-5）。

牵拉性 CME 必须与其他炎症性疾病相鉴别，如人工晶体植入后 CME、视网膜血管疾病和葡萄膜炎性 CME，这些疾病通常在荧光血管造影检查中表现为典型的毛细血管渗漏（图 11-1a）。然而牵拉性 CME 由于与炎症无关，在荧光血管造影检查中没有或仅有极少的荧光渗漏（图 11-5a ～ d）。然而迄今为止，为何玻璃体中心凹牵拉在一些患眼中形成 MH（图 11-4d ～ f）而在另一些患眼中形成牵拉性 CME（图 11-4a ～ c），其原因仍不清楚。

八、与玻璃体黄斑牵拉相关 CME 的手术指征

对于局限性 VMT 的病例（范围 < 1500um），BCVA < 20/40 和（或）有持续存在的视

物变形症状超过6个月的患者可以进行经睫状体平坦部的玻璃体切割术（PPV）治疗（图11-3）。

但有文献报道提出，在那些刚发生的范围较小的VMT（＜1500μm），尤其是具有VMT相关CME的患眼中，在玻璃体后脱离（PVD）完全后可能会出现自发的病情缓解。因此对具有这些情况的患者，手术指征的把握应更严格（图11-3～图11-5）。通常对于这些患者，手术指征包括连续6个月的视力持续低下或视力下降，以及视力低于20/40且具有视物变形主诉等。

此外，非常需要我们注意的一点就是CME是动态变化的。随着PVD的进展，早期CME可以自发缓解，但当切线方向牵拉力占主要作用时就会形成全层黄斑裂孔，这种区别形成的原因目前还不明确。究竟是"良性的"自然进程还是"更加恶化的"结局可能与未知的个体因素相关。因此，黄斑区范围＜1500μm的局限VMT（尤其伴有CME的情况）的手术指征应包括超过6个月的视力下降和（或）OCT检查显示病变加重的证据和（或）视物变形症状的存在。

在对于那些持续牵拉范围＜250μm且没有发现ERM存在的患者，眼内注射ocriplasmin诱导PVD或仅仅眼内注射空气/惰性气体就可以解除VMT，因此不需要手术治疗。

九、CME和玻璃体黄斑牵拉的治疗方法

在个别病例中VMT可以自发缓解而不需要治疗；但是那些没有症状的病例也应该实施积极的保守治疗，密切观察有没有临床症状的ERM。

VMT继发CME的治疗原则是解除牵拉，从而促进黄斑区结构的重建，提高BCVA。

经睫状体平坦部进行玻璃体切割术（PPV）是治疗VMT和ERM的标准手术方式，尤其对于那些预后因素较好的患者应及时手术治疗。当前眼内照明技术的提高和广角非接触视觉系统优化了术者对视网膜的观察。另外，微型免缝合的巩膜小切口和应用自闭阀套管的新型高速高效切割系统减少了围术期的并发症，玻璃体染色技术也提高了术中对玻璃体视网膜界面的了解。

持续存在的CME可能会导致光感受器的凋亡，最终造成视力下降。在具有广泛CME的病例中，治疗方案的目的是保持BCVA不下降。在具有VMT和ERM的患者中，最佳治疗方案是做PPV同时进行ILM撕除，这样可以迅速减少视网膜的损伤并使CME得到缓解。BCVA提高持续6个月以上，达到最佳视力的平均时间约为1年。少量文献报道了眼内注气可使VMT缓解，猜测可能是由于气体引发的PVD造成的；但是对于那些具有ERM的患者来说这种方法并不适用。

药物玻璃体溶解术最近被认为是VMT治疗的另一种选择，但对于有ERM的患者仍是不适用的。玻璃体溶解因子打破了肽之间以层粘连蛋白和纤维结合素构成的连接，这些分子正是构成玻璃体后界膜和ILM粘连的主要成分。目前发现了很多玻璃体溶解因子，包括胶原酶、软骨素酶、透明质酸酶、中性蛋白酶、纳豆激酶、纤维蛋白溶酶、精氨酸-甘氨酸-天冬氨酸盐（RGD）多肽、纤维蛋白溶酶原激活因子和尿素分子。

玻璃体染色技术是一种辅助治疗方式，它包括应用一些有活性的染料或结晶染色，使得在PPV术中对眼内结构有更清晰的认识，如玻璃体、ERM和ILM。理想的活性染料应

具有安全性、可重复性并且可对眼内膜性结构进行选择性染色，同时能迅速从眼内代谢出体外。

许多染料可用于玻璃体染色，如台盼蓝（trypan blue，TB）、亮蓝（brilliant blue，BB）、吲哚菁绿（indocyanine green，ICG）、无碘吲哚菁绿和叶黄素亮蓝。ICG目前用于内界膜（ILM）的染色以帮助剥膜，尽管有严重的视网膜毒性问题。TB被认为是一种比较理想的ERM染色剂，ICG和BB对于ILM撕除更为理想，曲安奈德（TA）可用于鉴别玻璃体并将其与ILM完全分开。尽管如此，美国食品与药品监督管理局还没有批准任何一种染色剂应用于玻璃体切割术。目前，BB在美国尚未批准应用于人体，而在玻璃体视网膜手术中应用ICG、TB及TA染色被认为是一种超适应证用药。不过BB在欧洲是被允许用于玻璃体染色的。

目前仍未有研究证明将VMT及ERM去除后再做ILM撕除是否更加有利于患者的恢复，但现在通常都会选择这种术式，以保证表面牵拉力彻底解除并且预防复发。

在玻璃体后界膜切除后，染色剂应该缓缓注入填充液体的玻璃体腔内（一般为平衡盐溶液）并留在视网膜表面进行尽可能迅速而完全的染色（一般时间＜1min），接着将染色剂吸除以防其对视网膜发生毒性反应。随后进行ILM/ERM撕除，完成整个玻璃体切割手术，手术中应该仔细检查周边视网膜，防止视网膜裂孔形成。

许多的VMT患者有较好的BCVA和较轻的视物变形的症状，他们并不需要治疗。一些患者随着PVD的过程症状也会自行缓解，这种缓解与手术相比具有相似的解剖和功能结果。

然而，其他具有视力低下和进行性黄斑牵拉的患者是需要手术治疗的。一些研究者报道了与VMT综合征相关的手术数据，其中44%～78%的患者有视力的提升。而Melberg和同事的报道仅有44%的眼睛视力得到了改善，并将视力改善受限的原因归于慢性视网膜脱离、黄斑前纤维化、CME和黄斑劈裂。然而，20年前的外科手术技术还未像现在这样发达，那时还没有免缝合PPV、带阀套管针、应用流体学和玻璃体染色技术。2015年的一组关于36只VMT患眼的研究数据表明经过PPV、ILM剥除、气液交换、联合超乳-PPV手术可以得到更好的BCVA结果。

大多数作者没有说明手术效果与玻璃体粘连类型之间的关系，可能因为它涉及一个小的病例系列。但是，最近有研究表明，某些VMT患者术前特定形式的OCT表现可以预测术后视力改善的情况。症状持续时间短、术前黄斑视网膜厚度较小及VMT的类型（Ⅴ型黄斑牵拉）预示有着更好的术后视力改善，而部分玻璃体后脱离会造成暂时显著CME（J型黄斑牵拉）的患者可能会导致术后黄斑裂孔或黄斑区萎缩。

尽管玻璃体后界膜的牵拉经过治疗已成功缓解，但并不意味着所有患者都能达到症状和体征的改善。通常具有局灶性VMT和Ⅴ型黄斑牵拉的患者术前最佳矫正视力低于有较广泛粘连和J型黄斑牵拉的患者。需要考虑的重要一点是两组患者最终的VA是相似的，所以具有局限性牵拉的患者的视力提高幅度肯定要比另一组大。而广泛粘连VMT类型的患者多具有慢性、迁延性症状且持续时间更长、持续的黄斑区视网膜增厚等特点，容易导致黄斑退行性改变。

玻璃体手术技术包括解除前后方向和切线方向的牵拉力。在这里我们应该重点思考手术解剖方面的一些问题。在VMT患者中我们可以发现视网膜前增生的"双层"表现，其中前面一层可以表现为加厚的玻璃体后界膜。当有两层玻璃体后界膜出现的时候，这种解剖学异常我们称为玻璃体劈裂，经常在高度近视眼或糖尿病眼中可观察到，手术中应用TA染色可以识别这种解剖异常或其他玻璃体视网膜界面的异常，如ERM。一般在这些情况下，玻璃体与中心凹紧紧粘连，想要分离他们并不难，所以在玻璃体分离之前可以不使用染料进行ERM的撕除，而在中心凹分离时使用曲安奈德、台盼蓝染色。在少数情况下ERM和ILM必须利用亮蓝显示病灶并手术撕除；在所有VMT患者的手术中，我们建议使用曲安奈德来进行玻璃体后皮质的染色识别，手术结束时则以亮蓝对ILM进行染色识别和剥离。

十、与玻璃体黄斑牵拉相关的CME的手术技巧

在继发于眼内手术导致细胞因子释放导致CME或继发于VMT的CME这两种情况下，我们推荐的手术方式类似：即三切口玻璃体手术（PPV）、玻璃体基底部的染色识别和使用无防腐剂的曲安奈德（TA）彻底清除玻璃体，顶压来识别周边可能出现的视网膜裂孔，从虹膜根部/人工晶体（intraocular lens，IOL）之间去除所有牵拉因素。玻璃体后界膜的识别和去除（如果发现粘连）应使用TA，而ERM的撕除则不应使用染色剂（图11-7），若识别困难，则可使用较高剂量的TA，甚至台盼蓝。

尽管不同文献的结论存在争议，但我们认为在所有情况下均应进行ILM剥离。手术中应使用亮蓝（BB）染色（图11-8a）；许多技术都可以用来完成这个手术步骤

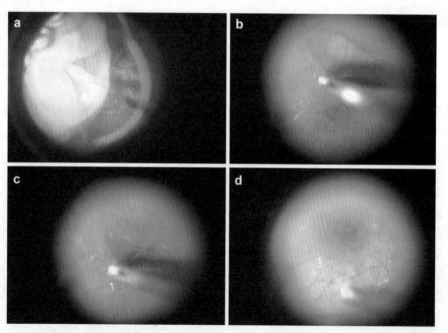

图11-7 一例增殖期糖尿病视网膜病变患者白内障术后出现Irvine-Gass综合征的影像表现

该综合征表现为黄斑囊样水肿（CME）和ERM形成，在为其手术时使用了玻璃体染色术。玻璃体后界面与ERM以曲安奈德染色。a.在主要的玻璃体切割术后将0.3ml不含防腐剂的曲安奈德（40mg/ml）注射入眼内进行玻璃体视网膜界面的染色，进而识别是否发生玻璃体后脱离及切除玻璃体基底部；b.在囊样黄斑水肿的患眼中进行视网膜前膜（ERM）的初期环形撕除；c.CME患者ERM环形撕除的中期，注意ERM很厚，眼内镊的末端应该抓住ERM的基底部来避免撕裂；d.CME患者ERM环形撕除的后期，术野中央可以观察到囊样改变。为了成功施行ERM环形撕除应熟练应用钳夹基底部的技术

（表11-1）。在手术中经常需要寻找很难发现的ILM裂孔（图11-8b）。这些裂孔可以作为星形胶质细胞的迁移和肌成纤维细胞上皮化生的支架，其所具有的收缩特性，会进而造成视网膜上组织的再增殖和视网膜前膜复发（图11-6）。术者应进行整个黄斑区的ILM剥除（图11-8c～e）。在这个过程中，手术医生可能会将囊性改变的"顶"撕除，这就可能形成了医源性黄斑裂孔。这些情况下可根据术者的喜好，利用过滤空气或浓度为20%的SF_6气体或浓度为15%的C_3F_8气体来作为玻璃体填充物进行气液交换。不过俯卧体位3～7d的做法尚有争议，因此除了一些特定情况尤其是慢性黄斑裂孔或持续性术后医源孔外，我们并不推荐使用。应该说对于治疗与VMT相关CME的手术，过程中气液交换或玻璃体腔注射气体是十分重要的（图11-8f）。一般应该应用于以下两种情况：①术中黄斑区域的过度操作；②和（或）术中发现医源性黄斑裂孔。术后无须俯卧位；然而需要告知患者知晓在5～7d BCVA会比手术之前更差（直到玻璃体腔内的空气/气体完全吸收）。我们特别提醒患者不要保持俯卧位。对于BCVA下降超过1周并有黄斑裂孔的患者术中应使用浓度为15%的C_3F_8气体，尽管现在这仍是一个具有争议的话题。

表11-1 目前应用于玻璃体染色的物质比较

名称	稀释/渗透压	有较强亲和力的眼内结构	避免RPE/视网膜毒性	价格	化学特质
曲安奈德 40mg/ml 4%	不用稀释	玻璃体	用量较保守	+	曲安奈德是一种合成的非溶解的皮质类固醇（C24H31FO6；434道尔顿）
台盼蓝 1.2mg/ml 0.12%	不用稀释或与1.2mg/ml（0.12%）浓度的葡萄糖混合/310mOsm	ERM	不稀释或将0.3ml原液与0.1ml浓度为5%葡萄糖溶液混合，能够更好地用于ERM的染色	+	台盼蓝是一种阴离子亲水性偶氮染料（C34H24N6Na4O14S4；960道尔顿）
专利蓝 2.5mg/ml 0.25%	不用稀释或与2.5mg/ml（0.25%）浓度的葡萄糖混合/290mOsm	ERM	不稀释或将0.3ml原液与0.1ml浓度为5%葡萄糖溶液混合，能够更好地用于ERM的染色	++	专利蓝是一种三芳基甲烷染料（C27H31N2NaO6S2；582道尔顿）
亮蓝 0.25mg/ml 0.025%	不用稀释/280mOsm	ILM	稀释用药	+++	亮蓝是一种蓝色阴离子三氨基甲烷复合物（C47H48N3S2O7Na；854道尔顿）
吲哚菁绿 5mg, 0.5%；25mg, 2.5%；50mg, 5.0%	浓度低于0.5mg/ml（0.05%），用少量蒸馏水溶解后再使用大量BSS	ILM	加1ml蒸馏水到1安瓿5mg的原液中，取0.1ml与0.9ml的BSS混合使用	++++	吲哚菁绿是一种三碳菁染料（C43H47N2NaO6S2；775道尔顿）含3%～5%的碘
无碘吲哚菁绿 5mg, 0.5%；25mg, 2.5%	浓度低于0.5mg/ml（0.05%），溶解于5%的葡萄糖溶液/290mOsm	ILM	加入1ml或2ml的浓度为5%的葡萄糖溶液到1安瓿5mg的原液中混合使用	+++++	无碘吲哚菁绿与吲哚菁绿化学式相同，但不含碘化钠

注：BSS：平衡盐溶液，ERM：视网膜前膜，ILM：内界膜，RPE：视网膜色素上皮层

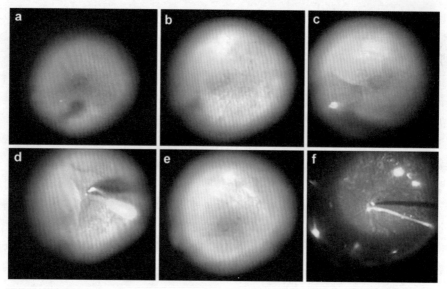

图11-8　一例增殖期糖尿病视网膜病变患者白内障术后出现Irvine-Gass综合征的影像表现

该综合征表现为黄斑囊样水肿（CME）和ERM形成，在为其手术时使用了玻璃体染色术。术野中为内界膜（ILM）的染色。a.在ERM环形撕除后以0.1ml亮蓝（0.5mg/ml）眼内注射识别ILM；b.显示亮蓝对ILM进行染色，在ERM与ILM连接紧密处进行ERM撕除后可以观察到ILM的撕裂（未着染区域）；c.CME患者ILM的撕除初期。ILM很厚，眼内镊的末端应该抓住ILM的基底以避免撕裂；d.CME患者ILM撕除的后期，显示术野中央囊样改变。由于ILM较脆弱，手术中眼内镊末端抓住ERM基底部是十分重要的技术；e.ILM撕除后黄斑的囊样改变；f.气液交换后玻璃体腔内注射过滤气体，术后不要求俯卧位

十一、经睫状体平坦部的玻璃体切割术的并发症

治疗VMT或ERM的玻璃体切割术（PPV）是一个安全的过程，具有较低的并发症发生率。术中并发症包括玻璃体出血、视网膜表面损伤和周边医源性视网膜裂孔。大多数情况下只要术中能够及时发现都可以进行治疗。术后并发症包括：白内障的形成或术前存在的白内障进展、角膜失代偿、ERM的进展或复发、视网膜脱离、青光眼，黄斑裂孔进展、黄斑缺血、虹膜新生血管和新生血管性青光眼。

有时玻璃体切除术并未将玻璃体完全切除，残留在ILM表面的玻璃体皮质会造成持续牵拉和（或）玻璃体视网膜界面的细胞增殖，进而导致术后牵拉复发。在ILM剥离时经常出现浅层视网膜出血，不过在大部分情况下对视力没有明显影响。

眼内照明的光源与活体染料的相互作用可能有增加或减少其毒性的风险。眼内照明光源是否造成光诱导的视网膜毒性主要取决于光源使用的时间长短、类型、功率和波长等因素。光敏染料可以通过光源产生自由基来提高光毒性，继而产生一种对视网膜细胞有害的光学产物。我们建议在手术中从视网膜的一个部位转移到另一个部位时最好改变吸光度。

十二、CME和玻璃体黄斑牵拉综合征：新概念

一项由西班牙巴塞罗那的Barraquer研究所和巴西圣保罗的联邦圣保罗大学完成的联合研究分析了一系列玻璃体黄斑牵拉（VMT）的形态，以此建立一种能够在术前评估术

后视力和解剖结构恢复程度的分类方法。在这个研究中，有36只眼进行了玻璃体切割术联合内界膜（ILM）剥除，他们根据OCT检查所显示的VMT的类型（V或J型）及病变直径（局限≤1500μm或广泛＞1500μm）进行了分组。

研究者针对不同的分组进行了评估比较。尽管几组的术后最佳矫正视力（BCVA）相似（P=0.393），但局灶性VMT患者术后有更好的视觉改善（P=0.027）；不过以两种典型VMT形态（V型和J型）分类的两组间BCVA的改善没有明显差异（P=0.235）。

本研究表明，术后预后的判断及黄斑功能的恢复与VMT的大小密切相关。根据黏附直径（局灶或广泛VMT）而不是典型的VMT形态（V型或J型）可以更好地预测术后的解剖和功能恢复程度，这一点已在临床实践中运用。

十三、结论

VMT综合征与许多黄斑疾病的病理生理学密切相关，它影响了患者视网膜结构与功能的预后，进而使疾病更加复杂。黄斑的改变与VMT的类型紧密相关，基于OCT结果对VMT进行分类可以更好地理解这些疾病。

此外，术后剩余的玻璃体黄斑粘连可以形成一些特定的黄斑病变。局限性VMT通常导致黄斑裂孔形成、牵拉性CME和黄斑区视网膜脱离，而广泛VMT与ERM、弥漫性视网膜增厚，以及黄斑中心凹的恢复不佳密切相关。

十四、未来展望

目前仍有一些关于玻璃体黄斑粘连的问题尚未解决。其中最有趣的待解决问题之一是药物玻璃体溶解术的作用。临床试验阳性结果使得Ocriplasmin成为一种治疗VMT十分有前景的药物，然而它的适应证仅限于一些特定的病例，而且并不适用于ERM的患者。正在进行的研究将一定会通过详述患者如何获益来帮助我们解决药物安全问题和判断患者预后。

用于玻璃体染色的染料种类繁多，而且还在不断地改进中。与叶黄素有关的新生物染料及其他染料正在进行关于不同浓度和方法的研究，并已经进行了多项实验研究和临床试验。

（王越倩译　王笑雄审校）

参考文献（请扫描本书目录页二维码）

第12章
视网膜血管阻塞引起的黄斑囊样水肿的手术治疗

Ahmet M. Hondur, Tongalp H. Tezel

一、视网膜动脉阻塞

（一）视网膜中央动脉阻塞

视网膜中央动脉阻塞能够导致向视网膜内部的血液供应突然中断，从而导致严重的视力下降。这是眼科的急症，并且广泛地被认为和急性缺血性脑卒中的眼部症状类似。其风险因素类似于脑卒中和缺血性心脏病。

急性视网膜中央动脉阻塞的发生率是每年0.85/10万。每1万次的眼科门诊会发生1.13次，占所有急性视网膜动脉阻塞的57%。

尽管视网膜中央动脉阻塞临床上类似于缺血性脑卒中，但病因上仍有不同。接近80%的脑卒中是由继发于血栓或栓塞物的脑动脉血流阻塞引起的，是缺血性的。剩余20%是出血性脑卒中，正如其名所示它继发于脑出血。对急性缺血性脑卒中患者脑动脉血栓的分析显示，大部分的血栓是由纤维蛋白和血小板组成的。这一观察为溶栓治疗缺血性脑卒中提供了依据。

然而造成视网膜中央动脉阻塞的栓子中74%是由胆固醇（Hollenhorst斑块）构成的，仅有15.5%是纤维蛋白和血小板性的。剩下的10.5%是钙化栓子。因此，只有很少百分比的视网膜动脉阻塞可以适用于溶栓治疗。

尽管成分各有不同，但是视网膜中央动脉阻塞中只有20%～40%的栓子是可见的。这可能是由于栓塞物常刺穿视神经的硬膜鞘进而阻断视网膜中央动脉的，而这个位置的动脉腔最窄，临床常是看不到的。栓塞物碎片向末梢迁移也可能是造成临床上栓子不可见的原因。

也有报道提到过视网膜中央动脉暂时性阻塞。这种暂时性事件常是由于栓塞物的脱出、视网膜中央动脉血管痉挛，以及夜间低血压引起的暂时性血供不足而导致的。

临床上，视网膜中央动脉阻塞可以分成下列4种情况：①非动脉炎性永久性视网膜中央动脉阻塞；②非动脉炎性短暂性视网膜中央动脉阻塞；③非动脉炎性视网膜中央动脉阻塞与睫状体分离；④动脉炎性视网膜中央动脉阻塞。

在视网膜中央动脉阻塞后到永久性视力丧失发生之前有一段关键期。如果阻塞在这一期间被清除，那么血供可以恢复，视觉恢复是有可能的。通过对患有动脉粥样硬化、高血压的猕猴进行实验得出的经典知识判断：夹闭视网膜中央动脉之后的97min之内并没有观察到视网膜损伤。然而，在240min以后视网膜的损伤开始扩大且不可逆。

有报道指出，在上述实验的关键期，患有非动脉炎性永久性视网膜中央动脉阻塞的患者的中心视力可以得到部分恢复。一个简单的解释是在这些病例中的视网膜中央动脉没有完全闭塞。但是利用夹闭视网膜中央动脉来模拟所有病患的视网膜中央动脉阻塞的失败案例也说明了动物模型与人类疾病是有差异的。最近的一个系列病例显示，无论对已经清除或未清除栓子的患者立即行玻璃体切割术可以增加所有患者3行以上字母数的中心视力，从而给44%的患者带来20/40或者更好的视力提高。细胞毒性视网膜水肿的快速缓解及增加视网膜氧合可以解释视力恢复的原因。这项研究说明，对于视网膜中央动脉阻塞的患者发生视网膜细胞死亡不仅可以由急性缺血引起，也可由缺血发生之后的二次事件引起，比如细胞毒性细胞水肿。

完全栓塞导致会有77%的患者发生内层视网膜破坏，他们无一例外地具有内层视网膜水肿（图12-1）。视网膜内层水肿的程度是决定视网膜中央动脉阻塞功能性结果的主要因素，比阻塞时间起到了更重要的作用。这说明除了急性缺血，还有一些二次事件造成视网膜内神经元的受损。为了能够理解玻璃体切割术的作用，需要回顾视网膜神经元对于缺血的反应。

一旦氧饱和度开始降低，内层视网膜神经元停止过量代谢以适应缺氧环境。它们开始启动无氧代谢，以增加神经保护蛋白和伴侣蛋白的合成，并且关闭一些包括视觉循环在内的ATP的消耗过程。这种生长状态能够让视网膜神经元在缺氧环境下生存，即便在植物人状态下的生存维持也是需要低量但持续的氧流量来维持基础代谢需要的。通过完整脉络膜进行氧扩散是这些有限但至关重要的氧流量的最可能的来源。有研究在视网膜中央动脉阻塞中观察到脉络膜血流量的代偿性增加，有关脉络膜氧扩散的生物效应在视网膜中央动脉阻塞周边的视网膜中体现的更明显，氧气从脉络膜很容易透过很薄的周边视网膜为视网膜细胞生存提供足够的氧。然而视网膜最厚的位置是在中心凹周围，不像

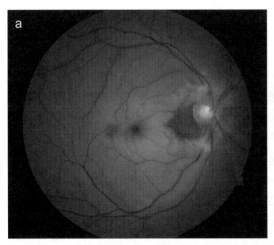

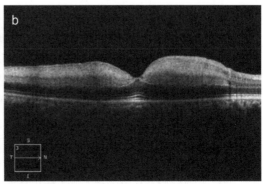

图12-1　47岁患者，诊断视网膜中央动脉阻塞。患者的视力为光感

a.眼底检查显示视网膜苍白及典型的樱桃红点。b. HD-OCT扫描显示视网膜内层高反射，这源于水肿浑浊的内层轴浆运输的停止

周边区域那样允许脉络膜扩散高流量的氧气。而且，相对密集的视网膜神经元一旦发生细胞毒性水肿会加剧挤压引起细胞死亡。综上所述，视网膜中央动脉阻塞中的视野缺损更经常表现为中心暗点。如果不加治疗，持续的低氧最后会关闭依赖能量的离子通道并导致钠和水进入细胞，这种视网膜神经元的水肿最终引起细胞破裂与死亡。在细胞毒性水肿导致不可逆神经元丢失之前恢复视网膜灌注可以保留中心视力。因此针对视网膜中央动脉阻塞的手术治疗应当致力于恢复视网膜氧供，可以通过重建视网膜血流或者利用对流氧电流切除玻璃体来提升视网膜的氧含量。增加的氧合将会重新启动完整代谢，解决细胞内水肿问题，帮助剩下的视网膜神经元重获功能。玻璃体切除的好处包括去除引起炎症和细胞凋亡的化学因子，并通过玻璃体腔内注射曲安奈德来降低促使细胞死亡的N-甲基-D-天冬氨酸（N-methyl-D-aspartate，NMDA）。

治疗失败以后也可以尝试一些其他的手术方法来恢复视网膜中央动脉阻塞的血流。传统手术的目的就是破坏、去除、驱逐可见的栓子。因此，对于非动脉炎性的视网膜中央动脉阻塞，传统的手术方法仅仅只能解决20%～40%的栓子。

这些传统手术方法是：①局部动脉内溶栓；②钕钇铝石榴石（Neodymium:yttrium-aluminum-garnet，Nd:YAG）激光和取栓术；③手术取栓术；④视网膜中央动脉插管术。

局部动脉内溶栓包括纤维蛋白溶解剂的应用，例如对于阻塞部位通过眼动脉导管插入术灌注尿激酶或重组组织型纤溶酶原激活剂（rt-PA）。尽管一些回顾性报告报道的功能恢复结果优于自然病程，但最近欧洲眼内溶解评估小组（European Assessment Group for Lysis in the Eye，EAGLE）证明情况并非如此。

在这个前瞻性随机多中心研究中，纳入视网膜中央动脉阻塞的患者，年龄在18～75岁，发病在20h内，视力低于0.32。患者被随机安排接受动脉50mg重组组织型纤溶酶原激活剂注射或者保守治疗，如包括眼部按摩、局部β受体阻滞剂、乙酰唑胺、阿司匹林、肝素和等容血液稀释等，并在1个月时测量最佳矫正视力。高风险的局部动脉内溶栓治疗组出现并发症，如中风、短暂性脑缺血发作、偏瘫、失语等，溶栓治疗组和保守治疗组最终出现的结果相似，所以这项研究在第一次中期分析时被终止。因为这项研究的结论已表明治疗严重的视网膜中央动脉阻塞不建议局部动脉溶栓。

Opremcak和Benner最先描述了用Nd:YAG激光击碎腔内栓子并移至远端来恢复视网膜分支动脉栓塞血流。他们的技术后来被Reynard和Hanscom改进，通过一个小的动脉血管切开术使栓子离开动脉管腔进入玻璃体。

后来Opremcak和同事们又报道了一项案例研究，患有视网膜中央动脉阻塞的10只眼接受了Nd:YAG激光治疗并且根据栓子是碎片化还是移至玻璃体对这项技术命名为"Nd:YAG激光和取栓术"。他们使用为1mJ的中等能量，每脉冲的平均能量在2.4mJ（范围0.3～9 mJ）。治疗后所有的眼都发现视网膜血流恢复；但是其中5位患者（50%）发生了玻璃体或视网膜前出血的手术并发症，大多数都需要实施玻璃体切割术。包括行玻璃体切割术的眼在内的所有患者的视力平均提高了4.8行。然而，这项技术由于有效性待确定，以及高并发症的发生率并没能被其他人复制，因此没有被广泛应用。

在移除视网膜分支动脉栓子的手术报道成功之后，人们开始尝试对视网膜中央动脉阻塞实施手术取栓术的。利用后部玻璃体切除的标准三孔玻璃体切割术这项技术，医生用玻璃体视网膜显微刀片或者弯针尖到达动脉，从而使斑块自然脱落到玻璃体腔或者利用玻璃体视网膜镊取出斑块。对于视网膜动脉出血，可以通过增加眼内压止血。尽管出血是一项常见的并发症，但作者注意到偶尔的血管痉挛会关闭切口。这个手术方式也可用于无缝线微创玻璃体切割手术。然而，这些接受手术患者的视力均未超过眼前指数。目前，另一项前瞻性多中心研究已经在招募患者用以明确手术取栓术是否比自然病程带来更好的视功能预后。

Tang 和 Topping 报道了一例视网膜中央动脉插管手术的病例。在玻璃体切割术后，他们用 MVR 刀刺穿视网膜中央动脉的中央分支，并用 50g 镍钛弹性针在中心视网膜动脉插管 3.5mm。他们正向反向圆周性的移动探针并观察到了一个小血块的出现。观察该患者到 4 个月发现视力得到了提高，从眼前指数到 20/25。

在一项最近的研究中，报道了采用或不采用手动取出栓子的玻璃体切割术的相关有效性和安全性。患有非动脉炎性视网膜中央动脉阻塞的 18 只眼在发病的（36±25）h（范围：6～72 h）内立即接受了 25g 的玻璃体切割术、玻璃体后脱离和手动取栓术。在所有患者中伴随着术中视网膜血流得到恢复，黄斑水肿迅速消失，眼睛的视力都得到了超过 3 行的提高。术后 2 周，8 例患者（44.4%）视力提高到 20/40 甚至更好，而另外的 8 例患者（44.4%）视力仍低于 20/200。术后 2 周到术后 12 个月并没有观察到明显的视力变化。这项研究结果表明立即玻璃体切割术可以部分的恢复视网膜中央动脉阻塞患眼的中心视力。

（二）视网膜分支动脉阻塞

相比于视网膜中央动脉阻塞，视网膜分支动脉阻塞造成的视力损失较小。潜在的动脉粥样硬化所造成的栓塞是除动脉炎性睫状视网膜动脉阻塞之外的最常见的病因。视网膜中央和分支动脉阻塞有同样的危险因素。在视网膜分支动脉阻塞中，38% 表现为完全急性的视网膜动脉阻塞。

事实上，我们所说的视网膜分支动脉是小动脉；因此，"视网膜分支动脉阻塞"这个称呼实际上是不很准确。因为所谓的视网膜分支动脉的直径在接近视神经盘处是约 100μm，这是很典型的小动脉。另外，它们也不同于小动脉，既不拥有内弹性膜也没有连续肌层。因此他们不受巨细胞动脉炎的影响。

视网膜分支动脉阻塞被分为下列 3 种类型：①永久性视网膜分支动脉阻塞；②短暂的视网膜分支动脉阻塞；③睫状视网膜动脉阻塞：其中包括 a. 单纯性非动脉炎性睫状视网膜动脉阻塞；b. 非动脉炎性睫状视网膜动脉阻塞伴视网膜静脉阻塞；c. 动脉炎性睫状视网膜动脉阻塞。

视网膜分支动脉阻塞比视网膜中央动脉阻塞者观察到可见栓子的概率更高。

视网膜分支动脉阻塞的视力预后一般令人满意，80%～90% 的患者最终视力可以达到 20/40 或者更好。某种程度上通过对侧颞支对黄斑灌注可以延长视网膜存活的时间并提高视网膜分支动脉阻塞中自然视觉恢复的可能性。涉及中心凹的视网膜分支动脉阻塞的病例则更需要患者积极治疗。

下面是两种视网膜分支动脉阻塞的手术治疗方式：①手术取栓术；②Nd：YAG 激光和取栓术 Peyman 和 Gremillion 最先描述了对视网膜小动脉分支的栓子进行血管内粉碎和手术去除。尽管在闭塞起始后 60h 才进行了手术，但患者的视力从指数提高到 20/200。6 例患者在发病 20.5h（范围 4～33h）行取栓术，也观察到视力的提高。然而，这些结果可能并不比视网膜分支动脉阻塞的自然病程好。

Opremcak 和 Benner 报道了对9位患者实施了 Nd:YAG 激光治疗。其中3位患者（33%）经历了严重的玻璃体出血并需要行玻璃体切割术以清除积血。总体看来患眼的视力平均提高了4.67行。但该研究的视功能结果和视网膜分支动脉闭塞的自然病程相比无明显差异。此外，如视网膜下出血、视网膜裂孔、脉络膜新生血管、视网膜前增殖等严重并发症在 Nd：YAG 激光治疗期间和治疗之后还是都有可能发生的。

二、视网膜静脉阻塞

视网膜中央静脉阻塞和分支静脉阻塞是老年人视力丧失的常见原因，同时也是继糖尿病性视网膜病变之后的第二大常见视网膜血管疾病。40岁以上人群的患病率为1%～2%，其中视网膜分支静脉阻塞的发生率为视网膜中央静脉阻塞的4倍。

视网膜静脉阻塞主要分为下列2种类型：

（1）视网膜中央静脉阻塞：①缺血性；②非缺血性。

（2）视网膜分支静脉阻塞：①缺血性；②非缺血性。

半侧中央视网膜静脉阻塞是罕见并需要特殊条件的，即有2支支配半侧的视网膜中央静脉同时发生阻塞。其临床特征类似于视网膜中央静脉阻塞。黄斑分支静脉阻塞是视网膜分支静脉阻塞的另一亚类，发生阻塞的位置是供应黄斑的小分支。黄斑分支静脉阻塞相比视网膜分支静脉阻塞表现出不同的特性。它不继发视网膜新生血管，黄斑水肿和出血等并发症也较少见，缓解可以更早出现，对玻璃体切割术的反应也更好。

所有的视网膜静脉阻塞患者都有血栓发生基础。视网膜静脉阻塞发病的必要条件包括血栓形成、血流动力学变化（停滞、湍流）和内皮损伤。我们可以注意到有一些 Müller 细胞柱早已被破坏，使得视网膜内液体侧向扩散，从而预示慢性水肿。由于两条血管共享同一外膜鞘，邻近的动脉粥样硬化导致静脉受压，一般认为静脉会在动静脉交叉点变窄。静脉的血流在收缩变窄处变得湍急，于是不可避免地会造成了内皮细胞损伤和死亡，暴露了内皮下的矩阵并导致栓块形成。尽管视网膜中央与分支静脉阻塞都是血栓形成的过程，但局部和全身因素的作用是完全不同的。例如，血压升高、远视与动脉粥样硬化更常见于视网膜分支静脉阻塞患者，而高眼压似乎在视网膜中央静脉阻塞的形成中起着更重要的作用。这种不同同样存在于自然转归和对治疗反应上。

已观察到各种常见静脉血栓形成的血液学危险因素在视网膜静脉阻塞中也会偶尔出现。所得出的结论就是，它们在视网膜静脉阻塞的病理生理上所起的作用并不主要。

视网膜静脉阻塞导致视网膜血流通过阻塞段时出现延迟，进而导致黄斑缺血和（或）水肿，这是引起视力丧失的两个主要原因。静脉压力的增加、缺血诱导血管内皮生长因子丧失上调和炎症是视网膜静脉阻塞中黄斑囊样水肿的主要成因。中重度的黄斑水肿作为临床表现出现于87%的视网膜中央静脉阻塞（图12-2），51%的视网膜分支静脉阻塞（图12-3）及29%的黄斑分支静脉阻塞。分析2年内51%的相关案例，黄斑水肿持续时间长短与视网膜静脉阻塞预后视力是否良好有关。各种研究结果表明，眼内注射抗血管内皮生长因子制剂和（或）类固醇植入物可控制黄斑水肿。尽管有很好的初始反应，但仍然需要重复玻璃体腔内注射来防止黄斑水肿的复发。药物治疗并不能解决其他合并症，如黄斑缺血。虽然对静脉阻塞尝试过多次使用抗血管内皮生长因子行玻璃体腔内注射可以带来良好结果,但这一结论在实际应用中可能造成误导,因为很多试验表明,有缺血性特征的患眼,如存在视力差和瞳孔传入缺陷时并不符合上述结论。

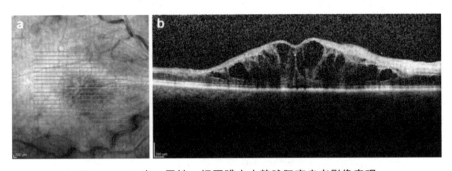

图12-2 73岁,男性,视网膜中央静脉阻塞患者影像表现

a.后段检查显示了纤曲的静脉和黄斑囊样水肿的花瓣状外观。b.水平OCT扫描小凹显示出"火山型"黄斑囊样水肿

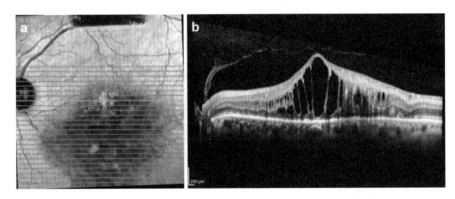

图12-3 71岁,男性,左颞下视网膜分支静脉阻塞影像表现

a.颞下分支视网膜静脉栓塞造成视网膜内出血和水肿向中心凹扩散;b.HD-OCT显示中心凹处急性大面积视网膜内积液。注意玻璃体后界仍然附着在黄斑囊样水肿区域

（一）视网膜中央静脉阻塞

视网膜中央静脉阻塞的患病率估计为每1000人中有0.8例（95%CI：0.61～0.99）。手术治疗方法有如下几类：

1.强激光烧伤诱导脉络膜视网膜静脉吻合。

2.手术建立脉络膜视网膜静脉吻合。

3.平坦部玻璃体切割术。

4.放射状视神经切断术（radial optic neurotomy，RON）（也被称为视神经鞘减压术）。

5.视网膜静脉插管和直接注射重组组织型纤溶酶原激活剂（也称视网膜血管内松解术）。

McAllister和Constable描述了利用激光诱导脉络膜视网膜静脉吻合治疗非缺血性视网

膜中央静脉阻塞。通过对附近的支流静脉进行局灶性激光灼烧使Bruch膜下静脉壁破裂，其目的是在栓塞静脉处和脉络膜循环间制造一个功能性吻合。他们在约1/3的非缺血性视网膜中央静脉阻塞的患眼中获得了脉络膜视网膜血管的吻合，但在缺血性视网膜中央静脉阻塞中想要获得功能性吻合并没有成功。这项技术的高难度及低成功率，再加上高概率的不良反应，例如治疗部位脉络膜新生血管、纤维组织增生、远端静脉闭合、黄斑牵拉和玻璃体积血等，阻碍了这项技术的审批。并且还有一些批评指出这项技术相比于非缺血性视网膜中央静脉阻塞的自然病程并没有创造额外的益处。

后来，Peyman和同事们描述了通过手术方法诱发脉络膜视网膜吻合的尝试。他们通过标准三孔玻璃体切割术制造玻璃体后脱离，然后经主静脉附近的Bruch膜在4个象限制造了多个狭缝状切口。为了促进脉络膜视网膜血管的形成，他们在这些切口上面插入了Mersilene缝线。在处理缺血性视网膜中央静脉阻塞的5只眼睛之中，16处吻合里有10处保持通畅。3只眼（60%）的视力都得到提高并且有1只眼甚至达到了20/50的视力。严重的并发症包括视神经萎缩（60%）、视网膜静脉阻塞（40%）、玻璃体出血（80%）、明显的黄斑前膜形成导致的黄斑牵拉（40%）及脉络膜切口处的纤维胶质增生。虹膜或角部没有新生血管可以证明手术的效果。

Kado和他的同事们观察到视网膜中央静脉阻塞之后的患眼玻璃体后脱离（PVD）的发生率有升高，他们把这归因于血浆从闭塞血管渗漏到玻璃体。在未发生玻璃体后脱离的病例中持续性黄斑水肿的发病率也很高，提示在黄斑水肿的发展中玻璃体黄斑粘连的作用及采用玻璃体切割术作为手术治疗来缓解牵拉的意义。玻璃体切除的潜在益处包括清除因血管通透性增加而上调的细胞因子，例如血管内皮生长因子及增加视网膜氧含量。关于玻璃体切割术治疗视网膜中央静脉阻塞的疗效已有许多报道。公认对于非缺血性视网膜中央静脉阻塞的患眼越早治疗得到的视力预后就越好。这些接受玻璃体切割术的患眼，发生手术创伤和缺血相关的视网膜内层萎缩成为继黄斑水肿解决之后视力预后差的两大主要因素。

有一项错误假说认为内界膜是阻碍视网膜液扩散至玻璃体的屏障。这个想法引发了利用玻璃体切割术中剥离内界膜来为视网膜肿胀减压的尝试。正如上面相关所述，并没有看到剥离内界膜所带来的好处，甚至还出现了对视力的不良影响。

另一种用于治疗视网膜中央静脉阻塞的手术方法是视盘切开术。这种方法基于的假设就是由于巩膜环的缩紧使得视神经在筛板水平受压。因此建议径向切开鼻侧乳头巩膜环来缓解对视神经的压迫。尽管一些眼的视力得到了提高，然而这项技术后来被抨击为缺乏解剖学依据。相反的研究报道称静脉阻塞发生于视神经筛板后面的某段距离，而不是在筛板水平。另有组织病理学研究表明，筛板是一个坚固、紧凑、刚性的胶原组织，而不是可通过径向切口来减压的弹性结构；同时发现包裹视网膜中央动脉和静脉并贯穿于视神经中心的纤维组织包膜才是压迫视网膜内组织的结构，压力不是来自视神经外的巩膜环。做放射状视神经切开术也会带来一些严重的并发症，例如严重的即刻玻璃体腔出血、脉络膜玻璃体新生血管、视野缺损、起源于切口部位的视网膜脱离、新生血管性青光眼、眼球萎缩、视网膜中央动脉裂伤以及视神经萎缩等。通过观察比较单纯行玻璃体切割术就可以带来的氧合的增加，炎症和血管生成因子的消除，或者牵拉缓解等益处的生理变化。

Weiss描述了视网膜血管内溶栓的方法，在这项技术中，他使用一个斜面弯曲的玻璃套管手动进入视盘周围视网膜的一个分支静脉管腔，在这里注射重组组织型纤溶酶原激活剂。Weiss和Bynoe同时报道了28例发生栓塞后的病例，在接受平均4.9个月（范围：1周至30个月）的治疗后产生了积极的结果。然而这些结果在对于缺血性病例的其他研究中却无法复制。此外，血管内溶栓也因无法溶解有组织的血栓而面临挑战。

溶栓时如果观察到血液回流到其他静脉，被认为是术中血栓溶解成功、流出阻力缓解的标志。抗血管内皮生长因子治疗的发展、对先进设备的要求、学习曲线长，以及并发症的高发生率，例如玻璃体出血、视网膜脱离、增殖性视网膜病、新生血管性青光眼、眼球痨等仍然是这一方法未能推行的主要因素。

（二）视网膜分支静脉阻塞

视网膜分支静脉阻塞是继糖尿病性视网膜病变后第二常见的视网膜血管疾病。高达50%～60%的视网膜分支静脉阻塞者即使没有接受治疗也有可能最终视力达到20/40或者更高。然而，也有研究认为对于视网膜分支静脉阻塞，无干预的情况下视力能够逐渐提升并超过20/40的在临床上并不常见。虽然在视网膜分支静脉阻塞的研究中，激光治疗使平均视力得到了改善，但激光治疗黄斑水肿并没有发现有效，患眼只有20/200的视力或者更糟，这说明仍需要新的替代疗法。

对于视网膜分支静脉阻塞的主要手术方法如下：

1.玻璃体切割术及玻璃体后脱离。

2.动静脉解剖/鞘切开术。

通过玻璃体切割术消除黄斑水肿的机制与视网膜中央静脉阻塞基本一致。事实上是在视网膜分支静脉阻塞模型中首次证实了玻璃体切割术能够改善缺血性视网膜内层氧供应量的。增加氧合可以提供小动脉血管收缩也能减少血管的静态水压，同时避免血管通透性介质，如血管内皮生长因子的释放与泄漏。另一个机制是通过去除玻璃体后界膜从而缓解牵拉。另外，通过手术制造玻璃体后部脱离能够加速侧支血管形成。

曾经有多项报道关于通过玻璃体切割术成功治疗伴有黄斑水肿的视网膜分支静脉闭塞。最近一项前瞻性多中心研究显示，玻璃体切割术对于治疗视网膜分支静脉阻塞之后的黄斑水肿比使用激光凝固的治疗有一定优势。另一项研究显示使用25g的玻璃体切割术和玻璃体腔内贝伐单抗注射有类似的效果，在1年的随访中都能改善视力，并改善视网膜分支静脉阻塞后的黄斑水肿。

Osterloh和Charles描述了视网膜分支静脉阻塞中使用动静脉鞘膜切开的手术方法。即玻璃体切割术后，在动静脉交叉处的外膜鞘制造切口致使静脉与小动脉分离。当形成栓塞的动静脉交叉处更接近视神经的时候该切开术可以更简单地完成，因为大血管比远端的血管更能抵抗手术创伤而且易于手术操作。各种研究报道了在视网膜分支静脉阻塞中使用鞘膜切开术成功治疗黄斑水肿的案例。Lakhanpal和同事报道称，即使不使用25g的玻璃体切割术，对12只视网膜分支静脉阻塞的患眼进行动静脉鞘膜切开操作均获得了成功。

然而，玻璃体切割术进行或不进行动静脉鞘膜切开术的研究比较了两种情况下黄斑水肿的改善情况和最终的视力结果，表明单纯玻璃体切割术是唯一起到有效的手段。Horio

和Horiguchi报道称对视网膜血流使用鞘切开术的积极效果是短暂的，而玻璃体切割术似乎才更有助于消除黄斑水肿。在其他的动静脉鞘膜切开术研究中，显示出视力提高与血管成功剥离、血液循环改善或术前缺血再灌注是无关的。

另有一些研究报道称，将内界膜剥离加入到动静脉鞘膜切开中可能带来更好的视力结果，然而其他人的研究中并没有发现此结论。

Christodoulakis和Tsilimbaris在玻璃体切割术后进行了3例玻璃体腔注射溶栓剂的研究。其中一位患者由于玻璃体出血需要再手术，另一位形成了黄斑前膜，这3个病例都没有在视力上获益。Garcia-Arumi及其同事在动静脉鞘膜切开术后直接注射溶栓剂到栓塞静脉，在术中即开始血栓溶解释放，最终视力较好。然而，术中血栓溶解释放只在27.5%的病例中可以观察到，并且与早期手术有关。

Tang和Han对于人类尸体眼的动静脉鞘膜切开术之后的组织病理学进行了研究。他们报道称由于动脉和静脉紧密粘连和纤维连接，动静脉鞘的完全分离通常很困难。

他们还报道说一般内侧壁只有15μm的厚度，在鞘切开术中很容易被撕裂。在动静脉鞘膜切开术之后的一项组织病理学研究中发现，神经纤维层有明显损伤、内界膜缺失及更深的视网膜层水肿。同时发现动静脉之间的连接非常紧密，静脉的内侧壁一般只有4.5μm厚度，这使得不刺穿静脉进行剖离几乎是不可能的。

动静脉鞘膜切开术的潜在并发症包括出血、视网膜裂孔或脱离，术后视网膜胶质细胞的增生会导致视网膜牵拉、视网膜脱离及神经纤维层的缺陷与相关的盲点，如此严重的并发症引发了对于动静脉鞘膜切开术整体价值的关注。

基于最佳临床证据，造成玻璃体后脱离的玻璃体切割术对于视网膜中心/分支阻塞引起的顽固性黄斑水肿似乎是当前最被广泛接受的手术疗法。

（王湘燕译　王笑雄审校）

参考文献（请扫描本书目录页二维码）

第13章
白内障超声乳化术中或术后玻璃体内晶状体碎片残留的手术治疗

Pedro Amat-Peral，Jorge L. Alió y Sanz，Francisco L. Lugo-Quintás

一、概述

白内障手术是目前全球开展最多的手术之一，尽管近年来手术技术进展飞速，手术更安全、损伤更小，但一些风险仍旧难以规避。

眼科大夫最不愿遇到的并发症之一就是晶状体脱位或晶状体碎片掉入玻璃体腔，发生率占总例数的0.3% ~ 1.1%。所幸手术医师沿着学习曲线成长时随着手术技巧的提高，该并发症的发生率显著下降。

晶状体脱位掉入玻璃体腔可能与手术无关，如眼部外伤时晶状体的脱位，或Marchesani综合征/Marfan综合征的患者晶状体自发性脱位。

然而在更多的情况下，晶状体脱位是作为并发症发生于白内障手术中的。引起手术中晶状体脱位的原因多种多样。晶状体完全脱位较少见，主要与晶状体不稳定有关，偶因假性囊膜剥脱综合征所致。大多数情况下晶状体脱位掉入玻璃体腔的是晶状体核或核的碎片，与超声乳化过程中后囊膜破裂或悬韧带断裂有关（图13-1）。

在本章中我们会详细提及白内障手术中发生的并发症并叙述如何识别相关的危险因素、二次并发症，以及哪种药物和手术治疗方法能够将其对视力的影响降至最低，尽可能保证患者的生活质量。

二、白内障术中或术后晶状体碎片残留的原因

术者识别可能发生这种手术并发症的高危患者并采取适当的措施将风险降至最低很有必要。恰当的术前评估可以发现大部分的病因，包括明显的硬核、瞳孔散大效果较差、假性囊膜剥脱、既往外伤所致的悬韧带损伤、玻璃体切除后的患眼缺乏玻璃体支撑等。

三、超声乳化过程中晶状体碎片为何掉入玻璃体腔

本质上有两种原因可导致白内障术中晶状体碎片脱位：即后囊膜破裂（图13-1）和晶状体悬韧带断裂。后囊膜破裂可以在水化分离或超声乳化晶状体核块时发生。后者在

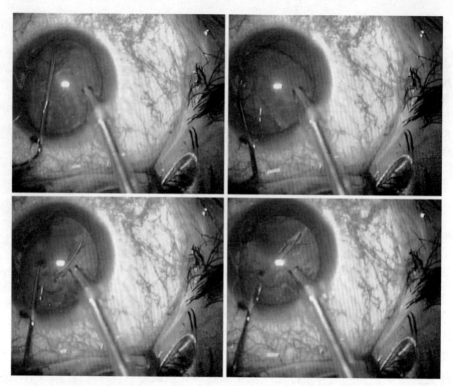

图 13-1　在后囊膜破裂区域旋转晶状体核所致碎片脱位进入玻璃体腔的过程；术者未能及时发现前房灌注难以维持

异常前房深度及玻璃体切割术后（玻璃体的密度无法在术中支撑后囊）的患眼中更常见，尤其是使用较大吸力和超声能量时更容易发生。囊膜破裂可能发生在刻槽过于接近后囊，特别是能见度不高时，也可能发生在从超声乳化核较硬的区域向较软的区域转换时，这时过高的吸力可能将核、皮质和囊膜迅速吸入超声乳化口。

发现后囊膜破裂时（图 13-2），必须改变超声乳化式以避免进一步的撕裂。由于旋转晶状体核可能导致裂口扩大并增加脱位的风险，因此术者应规避此操作（图 13-1）。

应该避免过度操作和前房压力的较大波动。术者应使用器械托起晶状体核靠近超声乳化口。如果囊膜破裂口较大，可以使用挡板保护下方裂口，同时将晶状体核托起帮助超声乳化将其吸出。最后也可以考虑转变为较大角膜切口的囊外摘除术式（表13-1）。

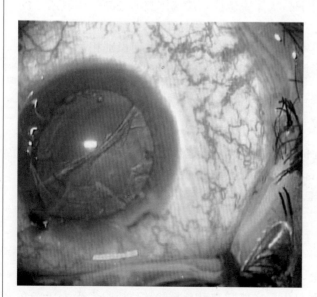

图 13-2　后囊膜破裂

表 13-1　术中应进行和避免的操作

应进行的操作	应避免的操作
• 移除前房残存的核碎片	• 避免在前房内对玻璃体进行超声乳化
• 双手操作的同时使用自动玻璃体切除机	• 避免过度操作将掉入玻璃体深处的碎片捞出（如使用玻璃体手柄）
• 使用黏弹剂保护内皮	• 避免移除晶状体核时搅动玻璃体
• 尽量将皮质全部吸出	

四、与晶状体碎片残留相关的并发症

晶状体碎片脱位是个潜在的严重眼部并发症，其临床表现主要取决于脱位碎片的多少。眼部可以耐受小的碎片，但大量的碎片则可能造成严重的眼内炎症。而炎症的强烈程度及最终视力预后则取决于晶状体碎片的类型，如核碎片所引起的症状要比核壳或皮质残余严重得多。

最常见的并发症包括视力下降、眼内炎症、角膜水肿和眼压升高。相对较为少见的并发症有视网膜脱离、脉络膜脱离、玻璃体出血、黄斑囊样水肿和眼内炎。

视力下降是该并发症最常见的症状，多项研究报道患者视力可降至 20/400 以下，发病率为 41.2%～89%。大多数病例有眼内炎症发生，发病率为 67.1%～87%，多表现为角膜水肿、继发性青光眼或黄斑囊样水肿。这类炎症又称晶状体过敏性葡萄膜炎，是由晶状体碎片蛋白引起的，临床表现为结膜充血伴睫状充血、眼部疼痛和眼压升高。有时炎症非常严重，前房细胞/闪辉＞2+ 并伴有前房积脓，情况类似眼内炎。也有晶状体碎片脱位引起急性眼内炎的病例报道，其培养结果为阳性。因此，一旦出现严重眼内炎症表现时应行细菌培养以除外感染，并注意选择合适的治疗方案。

角膜水肿是晶状体碎片脱位的另一种表现，发病率为 46%～61%。角膜水肿可能由眼内炎症或眼内压力增高引起，应尽早处理，在角膜能达到最大透明度时行玻璃体切除手术。

约 50% 的患者眼内压可升高达 25～30mmHg。眼内压升高的原因可能是大量炎症细胞堆积于小梁网处，或由残留的晶状体所致。如果炎症持续存在，则眼内压的急性升高可导致慢性青光眼。

视网膜脱离发病率为 3.6%～21.5%，是术者较为担忧的并发症，可导致部分患者视力预后差。视网膜脱离通常由复杂白内障手术中的操作或后续玻璃体切除手术引起的玻璃体牵拉、视网膜撕裂所致。过度灌注和在玻璃体腔内行探查操作会增加视网膜撕裂的风险。晶状体碎片本身可直接引起视网膜撕裂，并间接引起玻璃体视网膜牵拉和炎症、出血、细胞增生以及继发的神经上皮层脱离。

约 7% 的病例可发生黄斑囊样水肿，主要是晶状体碎片引发眼内炎症的晚期并发症。

五、晶状体碎片残留患者的评估和相关并发症的处理

为达到最佳效果，在考虑玻璃体切割术前，详尽的患者评估非常重要。手术前的评估取决于第一次手术和玻璃体切割术之间的间隔。如果发生并发症后马上行玻璃体切割术，评估会比较不全面；如果没有眼底外科医生或必要的器械，最好推迟手术并先行全面的

患者评估。

了解患者的眼部病史能够帮助我们判断先前存在的疾病是否有可能导致并发症的发生，并决定后续手术的可行性。眼外伤、高度近视、既往葡萄膜炎发作、糖尿病视网膜病变、有否玻璃体切除手术、巩膜切除手术或曾经植入的引流阀都可能使手术切除的碎片复杂化，也决定了手术入路。

在检查患者时，第一要点就是视力。视力取决于多种因素，包括视轴上是否存在碎片、黄斑水肿、前房细胞病变的严重程度和玻璃体炎等。视力≥20/40提示患者有较好的视力预后，因此视力是非常重要的预后因素。外眼检查应在其后进行，需要评估眼部和眼睑炎症的程度。

六、何时手术：早期或推迟切除

当晶状体自发、外伤后或因出现手术并发症而脱入玻璃体腔时应行经睫状体平坦部的玻璃体切除术去除晶状体。当大块晶状体掉入玻璃体腔和（或）残留在囊袋中时也应该考虑行玻璃体切除术。

手术的另一目的是避免出现玻璃体内残留碎片引发的并发症，无论并发症出现在早期（高眼压症、炎性反应）、晚期（黄斑囊样水肿、视网膜脱离）或是可能影响视力的情况下，例如玻璃体混浊或出现漂浮物遮挡时，均可以考虑该术式。

如果晶状体残留较少，同时术后早期并未出现眼压升高或炎症时，就不具备明确的玻璃体切除手术指征。如果晶状体残留非常少，则可逐渐吸收，不需进一步的手术治疗。

有关玻璃体切割术去除晶状体碎片的最佳时机存在争议。目前有两种主流观点：一种是白内障术后尽早行玻璃体切割术，另一种是延期手术。

在白内障术后早期，立即行玻璃体切除手术技术难度仅为中等，还可防止情况进一步恶化，避免第二次手术操作。Wilkinsons指出，白内障术后第一天没有巨噬细胞和其他炎性因子出现，说明早期手术能够避免更多并发症的发生。

角膜透明度降低通常在术后第一天出现，影响术后观察，这时有必要推迟手术直到眼部恢复到较好状态时再考虑手术。

一旦出现并发症需行玻璃体切割术时，就需要玻璃体视网膜专业的术者和熟悉手术操作的助手了。由于目前白内障手术主要都在表面麻醉下进行，球周或球后麻醉也可。

推迟行玻璃体切割术利于使用必要的手术器械，此外角膜水肿缓解能够提供透明的观察窗，晶状体皮质和核块随着时间的推移水化程度更好，这些也提高了取出碎片的成功率。

但推迟行玻璃体切割术的缺点包括：并发症持续时间较长、需要行第二次手术的可能和继发其他疾病的风险增加（如慢性青光眼）。

多项研究指出何时行玻璃体切割术对最终的视功能并无显著影响。但由于研究病例数有限，研究结果可能存在偏倚。

尽管有研究如Kageyama等指出，在复杂白内障手术同时行玻璃体切割术的患者中有82%最佳矫正视力能够达到20/40及以上，但仍有文献报道并不认为早期玻璃体切割术是最佳选择。

推迟行玻璃体切割术时，早期积极药物治疗能够帮助角膜水肿恢复，减轻急性炎症反应，进而改善患者视力和眼部状态，为行手术治疗做好准备。

此外，还有研究指出，手术推迟＞1周时会增加患者发生继发性开角型青光眼的风险。

并不是所有玻璃体切割术都能够在白内障手术当天进行的，因此手术的最佳时机应综合考虑角膜透明度、眼内炎症程度、患者全身状况、是否有合适的手术器械和熟练的术者及助手等因素来决定。

总而言之，我们主张如果没有严重并发症需要早期行手术处理，玻璃体切割术应在超声乳化手术失败后1周进行。

七、术前检查

根据取出晶状体碎片的玻璃体切割术时机决定术前评估的内容。虽然目前并无明确的共识，但理论上来说第二次手术应在手术并发症发生的同时进行，这就意味着术前应该进行一次常规的检查。术者必须考虑眼内压力（通常较低），尤其是白内障术者曾行操作试图取出晶状体核的情况下。眼压过低可能阻碍套管针的穿刺，导致其不能完全穿透眼球，引起视网膜下液体积聚。为避免这种情况的发生，前房应填充黏弹剂或经切口行生理盐水灌注（图13-3）。

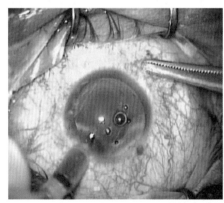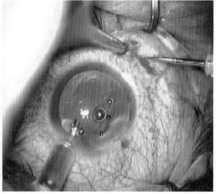

图13-3　经前房灌注生理盐水避免眼压过低，并通过套管针完成正确的切口操作

由于玻璃体视网膜手术医师并不常能立即到位，大部分情况下无法立刻行玻璃体切除手术，此时通常会推迟治疗。应抓紧时间完善临床记录和术前检查。

八、前节检查

裂隙灯检查能够评估角膜透明度特别是角膜内皮的状态，在无晶状体眼的情况下能帮助决定人工晶体植入的位置。为避免出现更多的并发症，切口的设计、是否有玻璃体嵌顿和缝线遗留都是必须要解决的问题。从最轻程度的体征到真正的前房积脓，除了前房细胞的密度（丁达尔现象）外，评估是否有血、纤维素、晶状体碎片在前房、房角或虹膜后沉积也很重要。前文中提到，怀疑眼内炎时，首要任务应做微生物培养和治疗。应治疗角膜水肿和炎症，但最好不要因此推迟取出残留晶状体的时间。此外如果后粘连引起的瞳孔活动度差则需要扩大瞳孔操作，否则会增加手术难度。因此应评估瞳孔散大程度。在无晶状体的病例中，对后囊膜结构的评估能够帮助决定是将人工晶体植入囊袋、睫状沟还是应行人工晶体悬吊术。在人工晶体已经植入的病例中，术者应评估人工晶体的稳定性，必要时调整其位置以避免脱位；如果人工晶体不稳定，建议和残留的晶状体一起取出，择期再另行人工晶体植入。

在玻璃体切割术前必须行眼内压测定，如果升高应给予药物控制。此外，眼内压过低通常提示有复杂并发症如视网膜脱离发生。

九、后节检查

前节评估完成后，应充分散瞳检查眼底以明确后节情况。通过间接检眼镜我们能够确定玻璃体的透明度、是否有出血，以及晶状体碎片的大小、密度和量。碎片的成分比大小更重要，因为晶状体核比皮质和核壳残留引起的炎症更严重，预后也更差。玻璃体积血的出现意味着病情较重，通常与不适当操作、直接损伤或玻璃体视网膜牵拉有关。如屈光间质透明度允许通过间接检眼镜检查眼底，那么术者必须首先排除视网膜裂孔和脉络膜脱离，前者可以用氩激光治疗，后者保守治疗即可缓解。如玻璃腔内有晶状体碎片会增加增殖性玻璃体视网膜病变的风险，因此视网膜脱离的患者需要尽快进行玻璃体切除手术。最后，术者还要排除需早期治疗的黄斑囊样水肿或Irvine-Gass综合征。

虽然经睫状体平坦部的玻璃体切割术本身能够缓解晶状体碎片残留的大部分症状和并发症，但仍存在一些风险。多项研究报道视网膜脱离的风险为4% ～ 10.3%。

Moore等发现玻璃体切割术去除晶状体碎片前视网膜脱离的发生率为7.3%，术后为5.5%，42%的病例发生在手术后3个月，其中50%的脱离累及黄斑。因此部分术者推荐行预防性的360°视网膜光凝以降低发生继发视网膜裂孔的风险。

十、辅助检查

1.B超　超声有助于屈光间质浑浊时观察眼后节，能够评估有无视网膜脱离、脉络膜脱离、出血、视网膜裂孔、玻璃体后脱离和眼内炎的存在。

2.前节和后节的光学相干断层扫描（OCT）　能够判断有无黄斑囊样水肿、黄斑部玻璃体视网膜牵拉、虹膜睫状体粘连，以及切口有无玻璃体嵌顿。

3.其他　角膜水肿和屈光间质浑浊的程度决定了无晶体眼患者是否能行眼部生物测量。可以使用超声或光学测量仪。视力和屈光度接近的情况下也应对对侧眼进行评估。

十一、手术方法和选择

（一）手术操作：如何处理软、较软、硬和非常硬的碎片

应选择三切口的经睫状体平坦部的玻璃体切割术（图13-4）。玻璃体切割术的目的是去除残留的晶状体碎片，同时避免玻璃体牵拉和损伤视网膜。

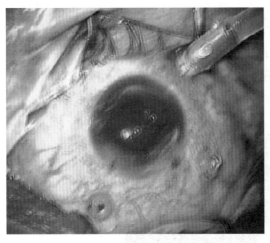

图13-4　应选择三切口的经睫状体平坦部的
玻璃体切割术

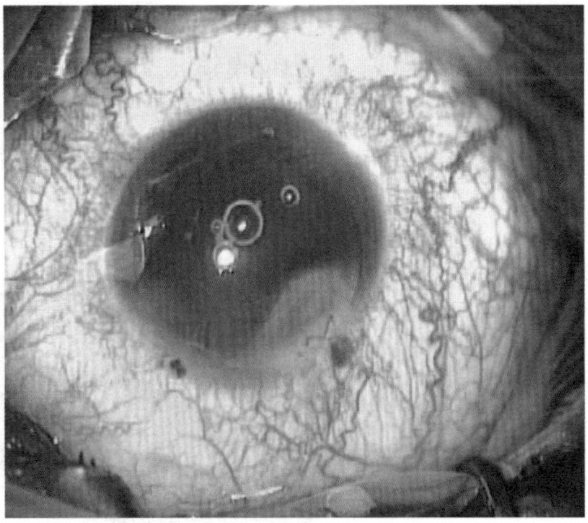

图13-5　应缝合角膜伤口以维持眼内压力

如果之前没有进行过相应的操作，首先应对角膜伤口进行缝合（图13-5），随后选择下面不同口径的穿刺口：

1.如果晶状体碎片较硬可以使用超声粉碎头，则选择20g穿刺口。

2.如果碎片构成较复杂，可以使用23g的玻璃体切除头取出。新的23g超声粉碎头正在研发中，届时23g的穿刺口也可以行超声粉碎。

3.可以联合两种穿刺口——可先用较小的穿刺口（23g或25g）行玻璃体切除手术，随后将穿刺口扩大成20g大小行超声晶状体粉碎。

（二）玻璃体腔内的操作（包括使用全氟化碳液体）

应对晶状体皮质在前房的残留、切口和虹膜嵌顿的玻璃体应进行充分的清除和切割，同时保留前囊膜的支撑力为人工晶体二期植入提供支持。

之后应行彻底的中央和周边部玻璃体切割，注意避免器械造成的玻璃体视网膜牵拉（图13-6）。

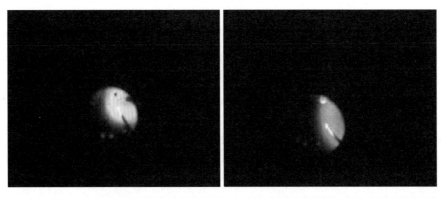

图13-6　中央和周边部玻璃体切除术中应注意避免器械造成的玻璃体视网膜牵拉

全氟化碳液体能够保护视网膜在超声乳化过程中不受超声能量损伤，同时可以避免晶状体碎片碰撞视网膜造成的机械损伤。由于有可能造成碎片残留在玻璃体基底部，因此不推荐填充超过一半的液体。使用全氟化碳的难度之一在于小碎片可能沉积于液体前表面的周边部，因此全氟化碳仅在碎片密度较高的情况下推荐使用（图13-7）。

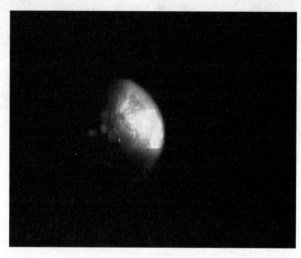

图13-7　建议高密度碎片的病例使用全氟化碳液体

下一步是对晶状体残留行超声粉碎和吸出；当碎片较小较软时，玻璃体切除头应使用较低的切割频率，也可以用光纤头将小碎片推到切割口处处理（表13-2）。

表13-2　超声粉碎参数

Constellation（爱尔康）	Stellaris（博士伦）
超声能量：50%	超声能量：0～20%
吸力：300mmHg	吸力：200～300mmHg
脉冲模式：10次/秒	连续模式

超声粉碎和"穿透"晶状体核的操作要避免损伤视网膜表面。残留物较多、晶状体核完整或较硬时，应使用超声粉碎头进行快速、安全和有效的取出（图13-8）。

注意调整液体参数以合理安全地使用超声粉碎头。吸力较高时要增加灌注压，此外，为了避免碎片抖动和回吐，以便更好地吸住碎片，最好将超声粉碎头设定为线性模式并使用低能量的超声粉碎。

为避免超声粉碎头穿透较大碎片，可以使用脉冲模式（图13-9）。

由于牵拉及超声粉碎头的能量能够造成视网膜裂孔，在所有碎片均被清除后应使用巩膜顶压器仔细检查周边部视网膜有无裂孔。

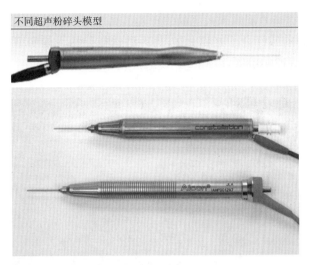

图 13-8　不同超声粉碎头的模型

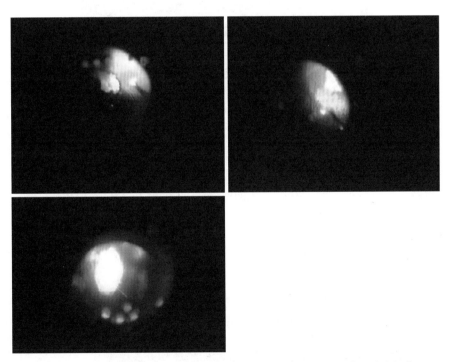

图 13-9　使用超声粉碎头时需十分小心，注意避免接触视网膜以造成损伤

十二、植入人工晶体

应该特别注意的是，对部分病例来说植入人工晶体并不能达到满意的效果，需要考虑使用角膜接触镜来恢复视力。比如马方综合征等其他晶状体脱位的患者，其玻璃体基底部的改变会使在睫状沟缝合人工晶体变得复杂。另外植入前房型人工晶体的患者可能合并青光眼，这也是致盲的原因之一。

必须评估残留的囊袋情况，以确定是否植入人工晶体以及植入哪种人工晶体。

　　只有足够稳定的囊袋才能植入人工晶体。人工晶体可以放置在后房睫状沟处（前囊膜稳定的话放在前囊膜前或缝合于虹膜上）。另一种选择是植入前房型人工晶体（房角支撑型或虹膜夹持型）（图13-10）。

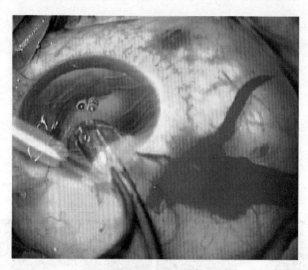

图13-10　只有囊袋足够稳定才可以将人工晶体植入其内

　　术者应仔细评估残留的囊袋情况，注意既往曾行玻璃体切割术的患眼是无玻璃体的支撑的。

　　建议如下：至少270°的前囊膜存在时，以下情况可以将人工晶体植入睫状沟——晶体袢间直径大于13mm、疏水性晶体、J型袢（最好是聚丙烯材质）和三片式人工晶体。应避免选择直径13mm以下、亲水性、盘状或仅能植入囊袋内的晶体。

　　如果前囊膜残留不到270°，有以下几种选择：

1.前房型人工晶体（特定型号和合适的屈光度）。

2.虹膜夹持型（Artisan）人工晶体（特定型号和合适的屈光度）。

3.睫状沟缝合人工晶体。

4.三片式人工晶体。

5.虹膜缝合人工晶体（虹膜后）：晶体袢间直径大于13mm、疏水性晶体、聚丙烯材质的J型袢。虹膜缝合位置应为12点和6点方向。

（一）白内障术后玻璃体内晶状体碎片移除的预后和并发症

　　经睫状体平坦部行玻璃体切除移除晶状体碎片的患者一般视力预后较好，且预后水平自最早的文献报道以来已有所提高。44%～82%的患者能够达到0.5（LogMAR）及以上的最佳矫正视力。

　　视力的提高主要归功于复杂白内障手术技巧的优化及行玻璃体切割术的益处（图13-11）。在部分病例中，视力下降主要是由于玻璃体切割术前或术后可能发生的一系列并发症所致。该术式移除玻璃体内晶状体碎片的主要并发症为黄斑囊样水肿、青光眼和视网膜脱离。其中，黄斑囊样水肿是玻璃体切除手术移除晶状体碎片后患者视力下降最主要的原因。通常在玻璃体切除术后6个月内发生，因此应注意监测。注意早期发现并开始快速有效的治疗。另外，3% ～ 25%的患者在玻璃体切除术后会出现炎症引起的继发性青光眼，定义为眼压持续高于30mmHg。复杂白内障手术后的早期干预能够降低其发病率。并且，该术式移除晶状体碎片的病例中视网膜脱离的发生率在4% ～ 12%。最后，尽管大部分视网膜脱离能够成功复位，但仍会影响最终的视力预后。近期研究结果指出，玻璃体切除同时预防性地行360°激光光凝能够降低视网膜脱离的发生率。

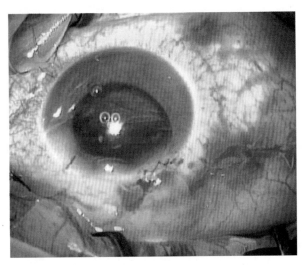

图 13-11　观察人工晶体状态稳定后，可缝合角膜伤口

（二）实用建议/手术指导原则

1. 如果没有需要早期处理的并发症，通常玻璃体切除手术应在超声乳化手术失败后1周进行。

2. 应对晶状体皮质在前房的残留、切口和虹膜嵌顿的玻璃体进行清除和切割，保留剩余的前囊膜以提供支撑。

3. 应行彻底的中央和周边部玻璃体切割以避免超声粉碎头造成的玻璃体视网膜牵拉。

4. 全氟化碳仅在碎片密度较高的情况下推荐使用。

5. 所有病例均应使用巩膜顶压器仔细检查周边部视网膜有无裂孔。

6. 由于玻璃体切除后的患眼缺乏玻璃体支撑，因此植入人工晶体时必须对残留的囊膜进行评估。

（谷潇雅译　卢颖毅审校）

参考文献（请扫描本书目录页二维码）

利益冲突说明：作者不涉及本章所描述的技术或药物产品的商业或经济利益。

第14章
结论与展望

Shlomit Schaal，Henry J. Kaplan

在很多疾病中，黄斑水肿是引起视力下降的主要并发症，本书从三个方面对其进行阐述——第一部分：黄斑囊样水肿（CME）的发生机制与影像学诊断；第二部分：CME的药物治疗；第三部分：CME的手术治疗。我们知道，各种疾病发生的病理生理学机制特点将会引导未来治疗的发展方向。

正如Behar-Cohen和同事们在第2章里描述的，导致黄斑水肿的机制很难在各种临床表现中鉴别。尽管如此，多模态成像的使用，例如，荧光眼底血管造影（FA），吲哚菁绿血管造影以及频域光学相干断层扫描（OCT）让我们更好地了解造成黄斑水肿的视网膜结构的精确改变。理解这些将会有助于提供更适当和有针对性的治疗。然而，这种眼部疾病的并发症相对应的分子机制是最难确定的，由于啮齿类动物没有黄斑，其动物试验模型仅能提供有限的观察信息。因此，黄斑水肿发生过程中血管源性和细胞毒性的分子机制仍然有待揭示。但仅就目前的理解，我们已在这一章中进行了充分阐述。

近些年来，多模态成像对CME的诊断、鉴别诊断、观察病情发展及治疗反应起着至关重要的作用。在第3章，Grewal和Jaffe很好地阐述了荧光眼底血管造影（FA）和眼底自发荧光是如何被用于评估CME的，而频域OCT用于观察CME的位置、范围、类型，以及CME微观解剖结构特点。FA尽管是沿用了十余年的技术，仍是识别渗漏区域的唯一手段，从而为CME的诊断提供了丰富而独特的信息，并监测其对治疗的反应。未来，更高的采样速度、自动图像分析系统、运动图像追踪等成像技术的发展将帮助我们更好地描述CME。新的解剖学生物指标将用于更好地监测治疗反应及评估预后。新的成像技术包括非侵入性OCT血管造影有助于更好地阐明CME的病理机制。

第4章，Escott和Goldstein讨论了葡萄膜炎CME的治疗。由于黄斑水肿是葡萄膜炎视力丧失的主要原因，对于它的治疗需要早期开始并且持续至完全治愈，从而避免发生永久性的视网膜损坏和中心视力损失。糖皮质激素是主要治疗手段，可以由球旁注射、玻璃体腔注射，通过植入装置植入或口服。尽管白内障和青光眼的风险限制糖皮质激素的持续应用并需要其他免疫调节剂，但它仍然是主要的治疗方法。作者讨论玻璃体内注射抗VEGF药物，玻璃体内注射甲氨蝶呤，干扰素皮下注射和全身使用抗肿瘤坏死因子制剂用于治疗葡萄膜炎的并发症。他们强调决定使用哪种药物需要因人而异，同时提出治疗的新挑战。

第5章，Turner和Del Priore讨论了糖尿病性CME的治疗。他们从糖尿病视网膜病变的早期研究（ETDRS）开始总结糖尿病性黄斑水肿（DME）的治疗，其第一次报告显示采用格栅样光凝治疗方式的患者视力下降率为50%。随着对DME病理生理学机制的深入了解，人们认识到抗VEGF治疗优于激光治疗，对于伴有中心视力丧失的DME患者尤其如此。尽管在抗VEGF治疗反应不佳、人工晶体眼和不能归因于青光眼源性视神经病变的患者中，临床上仍经常眼内使用激素治疗，但其作用并不明确。影响DME治疗的因素包括治疗的费用，治疗次数和治疗的反应等。

在第6章，Khoshnevis和Sebag讨论了在黄斑水肿的发展和治疗中玻璃体黄斑牵拉（VMT）的作用。讨论了异常PVD是玻璃体黄斑牵拉引起黄斑水肿及黄斑前膜这类玻璃体黄斑病变的根本原因。此外，玻璃体黄斑粘连对于糖尿病视网膜病变，视网膜静脉阻塞甚至渗出性老年性黄斑变性相关的黄斑水肿起着重要的作用。因此，玻璃体手术在疑似玻璃体黄斑病变的黄斑水肿的治疗中有确切的作用。尽管现在有对于玻璃体黄斑粘连酶消化的治疗方法可以选择，药物玻璃体溶解术治疗黄斑水肿的并发症还有待明确，预防性药物玻璃体溶解术在是否能够真正防止由原发性玻璃体黄斑部病变或相关疾病导致的黄斑水肿仍不确定。

第7章，Buehl和Schmidt-Erfurth论证了抗VEGF药物或皮质类固醇的玻璃体腔内注射治疗是当下视网膜静脉阻塞合并黄斑水肿最有效的治疗选择。大多数专家目前都赞成在初始每月抗VEGF负荷剂量之后，按需或延长治疗的方案。然而，还没有比较长期反复玻璃体内注射制剂的有效性和安全性的研究。与渗出性老年性黄斑变性治疗类似，阿柏西普相比雷珠单抗和贝伐单抗可能允许更长的治疗间隔。在对于慢性患者和对抗VEGF治疗无反应的患者，给予可持续释放的皮质类固醇药物，例如地塞米松缓释植入剂，可以减少其他药物的重复注射需求。毫无疑问，对于可能出现的白内障进展和眼内压升高这些并发症，需要医生根据情况作出最适当的判断。未来，需要前瞻性试验来对比抗VEGF和皮质类固醇治疗远期并发症的影响。目前仍然需要对于视网膜静脉阻塞的联合治疗收集更多的依据。

第8章，Al-latayfeh论述了白内障手术后晶状体核块残留导致的CME的发展，因为CME是其主要的并发症。尽管现代超声乳化技术导致晶状体碎核残留发生率增加，但这种趋势确实得到了控制。残留晶体核块导致CME的治疗包括积极的药物治疗，局部和口服非甾体抗炎药（NSAIDs）及皮质类固醇。如果严重的眼内炎症无法快速解决，应尽快考虑玻璃体切除术＋残留核块的清除。

第9章，Grigalunas和T. Merrill阐述了葡萄膜炎相关CME的手术治疗。葡萄膜炎是年轻人的视力丧失的重要原因，而CME则是葡萄膜炎患者视力损失的最常见的原因。虽然最初葡萄膜炎CME治疗主要采用药物，但当药物治疗剂量超过耐受范围仍不能满足需要时，手术对于葡萄膜炎和葡萄膜炎CME可以提供一种替代或者辅助手段。有文献报道葡萄膜炎患者进行玻璃体切除术后有CME减轻、视力提高及药物依赖剂量减少的趋势。我们需要大型前瞻性随机对照的临床试验来证实这些研究。FLAc手术植入被证明对大部分葡萄膜炎CME是最有效的。植入和眼内植入带来的长期类固醇暴露的风险是巨大的，必须对每一个病例进行具体讨论。但是对于很多的患者，FLAc植入术为慢性葡萄膜炎的全身治疗提供了一个可行的替代方法。

第10章，Talcott和Eliott描述了糖尿病继发CME的手术治疗。近些年来，随着糖尿病

CME可选择的治疗方法增多，手术治疗可能被延期或被忽视。需要记住一项很重要的事情，除了糖尿病性黄斑病变以外，玻璃体视网膜牵拉非常可能在玻璃体切除手术之后改善。但是手术很难改善顽固性水肿和不易被发现的玻璃体视网膜牵拉。但不尽人意的是，即便在有针对性的病例当中，术后视力的改善不如视网膜厚度的改善显著。然而，在光感受器受损之前进行玻璃体切除及其他手术干预，对于一些糖尿病性黄斑水肿的病人可能更有益处。

第11章，Maia，Bottós，Elizalde，Badaro和Arevalo进一步讨论了玻璃体黄斑牵拉综合征（VMT）CME的手术治疗方法。VMT综合征与很多黄斑疾病的病理生理学有关，通过潜在复杂的致病机制导致黄斑解剖和功能的改变。这些黄斑病变与VMT密切联系，对该综合征的分类基于OCT检查结果。玻璃体黄斑附着的面积和强度可以定义特定的黄斑病变。VMT能导致MH的形成，牵拉导致CME以及黄斑中心凹视网膜脱离，而广泛VMT导致ERM、弥漫性视网膜增厚以及中心凹形态恢复不良。

第12章，Hondur和Tezel讨论了手术方法治疗血管阻塞相关的CME。静脉血管阻塞尽管一般通过注射药物进行保守治疗，但仍有证据表明手术干预在一些病例中可能更加适当。对视网膜动脉血管阻塞采取手术干预的初步研究，有望提供另一种治疗方法，以缓解失明。最后，Peral，Alió和Quintás在第13章描述了在超声乳化手术中或术后晶体核块残留的手术方法。通过全面的学术讨论，作者提供了相关疾病并发CME的治疗方法和当前的指导方针。

在这一系列综合性文章里，我们希望读者能够找到由各种原因导致的CME的病理生理学、诊断、药物治疗和手术治疗的相关指导。医学是一项日新月异的科学，同时也是一种艺术，我们能预见到并期待着现行准则不断改进。

（王湘燕译　师自安审校）

参考文献（请扫描本书目录页二维码）

专业名词中英文对照

A

AGEs受体receptor for AGEs（RAGE）
按需治疗方案pro-re-nata（PRN）

B

白介素interleukin（IL）
白内障cataract
白内障手术cataract surgery
标准治疗与激素治疗对比的研究Standard
　　Care vs. Corticosteroid for Retinal Vein
　　Occlusion（SCORE）study
玻璃体vitreous
玻璃体出血vitreous hemorrhage
玻璃体后脱离posterior vitreous detachment
　　（PVD）
玻璃体黄斑牵拉vitreo-macular traction（VMT）
玻璃体黄斑粘连vitreo-macular adhesion（VMA）
玻璃体腔注射曲安奈德intravitreal injections
　　of triamcinolone acetonide（IVTA）
玻璃体切除术vitrectomy
玻璃体染色切除术chromovitrectomy
玻璃体视网膜界面vitreo-retinal interface
玻璃体脱离detached vitreous（PVD）

C

超声乳化phacoemulsification
醋酸氟轻松fluocinolone acetonide（FlAc）

D

单核细胞趋化蛋白mmonocyte chemoat-
　　tractant protein;monocyte chemotactic pro-
　　tein（MCP）
蛋白激酶C　protein kinase C（PKC）
地塞米松注射植入装置Ozurdex
动脉炎性视网膜中央动脉阻塞arteritic cen-
　　tral retinal artery occlusion
多中心葡萄膜炎类固醇治疗Multicenter
　　Uveitis Steroid Treatment（MUST）

F

非动脉炎性短暂性视网膜中央动脉阻塞
　　non-arteritic transient central retinal artery
　　occlusion
非动脉炎性视网膜中央动脉阻塞伴睫网循
　　环non-arteritic central retinal artery occlusion
　　with cilioretinal sparing
非动脉炎性永久性视网膜中央动脉阻塞
　　non-arteritic permanent central retinal
　　artery occlusion
非类固醇类，非甾类nonsteroidals
非甾体抗炎药物nonsteroidal anti-infl ammatory
　　medications
氟氢松醋酸酯植入剂fluocinolone acetonide
　　（FLAC）

氟氢松醋酸酯植入装置 Retisert

氟西奈德治疗黄斑水肿 fluocinolone acetonide for diabetic macular edema（FAME）

G

干扰素 α interferon alpha

高穿透后部光学相干断层扫描 high-penetration posterior OCT（HP OCT）

高清光学相干断层扫描 HD-OCT

光感受器细胞 photoreceptors

光学相干层扫描 spectral domain optical coherence tomography（SD-OCT）

光学相干断层扫描 optical coherence tomography（OCT）

国家眼科研究所 National Eye Institute（NEI）

H

虹膜新生血管 neovascularization of the iris（NVI）

后囊膜破裂 posterior capsule rupture（PCR）

黄斑病 maculopathies

黄斑裂孔 macular hole（MH）

黄斑囊样水肿 cystoid macular edema（CME）

黄斑水肿 macular edema

黄斑皱褶，黄斑前膜 macular pucker（MP）

J

基质细胞衍生因子 stromal cell-derived factor（SDF）

激光光凝 laser photocoagulation

激活转录因子 activating transcription factor 4（ATF 4）

激肽释放酶系统 kallikrein-kinin system（KKS）

急性中心凹旁中层黄斑病变 paracentral acute middle maculopathy（PAMM）

胶体渗透压 oncotic pressure

睫状体平坦部玻璃体切割术 pars plana vitrectomy（PPV）

经睫状体平坦部的玻璃体切除术 pars plana vitrectomy（PPV）

晶状体 - 玻璃体切除术 lensectomy-vitrectomy

晶状体碎片残留 retained lens fragments（RLF）

局部玻璃体黄斑牵拉 focal VMT

K

抗血管内皮生长因子 anti-vascular endothelial growth factor（VEGF）

抗血管内皮生长因子药物 anti-vascular endothelial growth factor medications

抗肿瘤坏死因子 α 药物 antitumor necrosis factor alpha medications

L

连接分子 junction associated moleules（JAM）

亮蓝 brilliantblue（BB）

M

弥漫玻璃体黄斑牵拉 diffuse VMT

N

内层神经视网膜病变 inner retinal optic neuropathy（IRON）

内核层 inner nuclear layer（INL）

内界膜 internal limiting membrane（ILM）

年龄相关黄斑变性 age-related macular degeneration（AMD）

钕钇铝榴石 neodymium:yttrium-aluminum-garnet（Nd:YAG）

O

欧洲胰岛素依赖糖尿病的赖诺普利临床对照研究 European Controlled Trial of Lisinopril in Insulin-Dependent Diabetes（EUCLID）

P

皮质类固醇 corticosteroids

平滑肌肌动蛋白 smooth muscle actin（SMA）

葡萄膜炎 uveitis

葡萄膜炎标准化命名 standardization of uveitis Nomenclature（SUN）

葡萄膜炎类固醇治疗multicenter uveitis steroid treatment（MUST）

Q

曲安奈德triamcinolone acetonide（TA）

缺氧诱导因子hypoxia inducible factor（HIF-1 a）

R

人工晶体intraocular lens（IOL）

人工晶体眼黄斑囊样水肿pseudophakic cystoid macular edema

S

肾上腺素prostaglandins（PGE）

肾素血管紧张素系统renin-angiotensin system（RAS）

肾素血管紧张素系统的研究Renin-Angiotensin System Study（RASS）

渗出性年龄相关性黄斑变性exudative age-related macular degeneration

视力visual acuity（VA）

视网膜/脉络膜缺血retinal/choroidal ischemia

视网膜动脉阻塞retinal artery occlusion（RAO）

视网膜分支动脉阻塞branch retinal artery occlusion（BRAO）

视网膜分支静脉阻塞branch retinal vein occlusion（BRVO）

视网膜静脉阻塞retinal vein occlusion（RVO）

视网膜前膜epiretinal membrane（ERM）

视网膜色素上皮retinal pigment epithelium（RPE）

视网膜脱离retinal detachment

视网膜下内液intraretinal fluid（IRF）

视网膜血管阻塞retinal vascular occlusions

视网膜中央动脉阻塞central retinal artery occlusion（CRAO）

视网膜中央静脉阻塞central retinal vein occlusion（CRVO）

视物变小micropsia

T

胎盘生长因子placental growth factor（PGF）

台盼蓝trypan blue（TB）

糖化血红蛋白glycosylated hemoglobin（HbA1c）

糖基化终产物advanced glycation end-products（AGEs）

糖尿病患者非诺贝特干预及事件降低试验Fenofibrate Intervention and Event Lowering in Diabetes（FIELD）

糖尿病患者心血管风险试验Action to Control Cardiovascular Risk in Diabetes（ACCORD）

糖尿病控制及并发症试验研究Diabetes Control and Complications Trial（DCCT）

糖尿病肾病坎地沙坦研究Diabetic Retinopathy Candesartan Trials（DIRECT）

糖尿病视网膜病变临床研究网络Diabetic Retinopathy Clinical Research Network（DRCRN）

糖尿病视网膜病变流行病研究Epidemiological Study of Diabetic Retinopathy（WESDR）Wisconsin

糖尿病视网膜病变研究Early Treatment of Diabetic Retinopathy Study（ETDRS）

糖尿病视网膜病变治疗的研究Early Treatment Diabetic Retinopathy Study（ETDRS）

糖尿病性黄斑水肿diabetic macular edema（DME）

瞳孔传入障碍afferent pupillary defect（APD）

W

外丛状层outer plexiform layer（OPL）

X

纤溶酶玻璃体腔注射MIVI-TRUST

血管内皮生长因子vascular endothelial growth

factor（VEGF）

血管通透性 vascular permeability

血管源性黄斑水肿 vasogenic macular edema

血 - 视网膜屏障 blood-retinal barrier（BRB）

血小板活化因子 platelet-activating factor（PAF）

血小板源性生长因子 platelet-derived growth factor（PDGF）

Y

严重不良事件 serious adverse events（SAE）

眼内激光 endolaser

眼内压 intraocular pressure（IOP）

药物玻璃体溶解术 pharmacologic vitreolysis

异常玻璃体后脱离 anomalous posterior vitreous detachment（APVD）

吲哚菁绿 indocyanine green（ICG）

荧光素血管造影 fluorescein angiography

Z

早期糖尿病视网膜病变治疗研究 Early Treatment Diabetic Retinopathy Study（ETDRS）

诊断性玻璃体切除术 diagnostic vitrectomy

中央静脉阻塞的研究 Central Vein Occlusion Study（CVOS）

肿瘤坏死因子 tumour necrosis factor alpha（TNF-a）

重组组织性纤溶酶原激活剂 recombinant tissue plasminogen activator（rt-PA）

自发荧光 autofluorescence

自适应光学 adaptive optics（AO）

最佳矫正视力 best-corrected visual acuity（BCVA）